신규 ★ 간호사 노가리

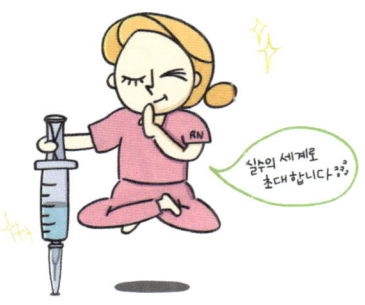

_____ 님께

_____ 드림

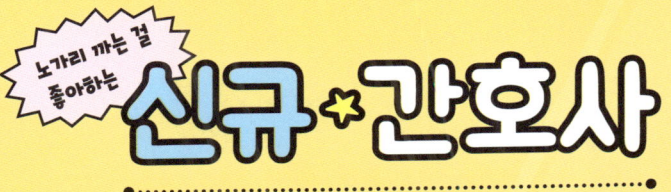

신규 ✱ 간호사
노가리

노가리 까는 걸 좋아하는

RN. 노가리 지음

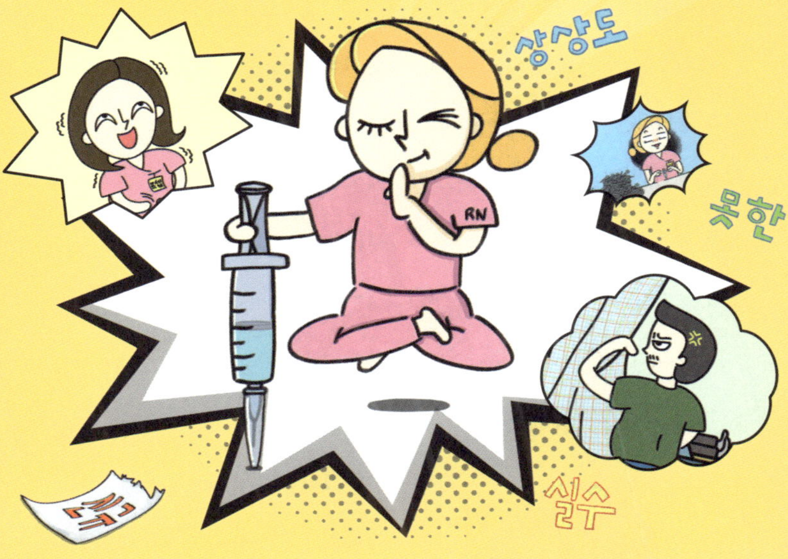

신규 간호사 때 하는 실수, 나만 하는 게 아니라고?!

FORNURSE

목차

Prologue | 신규로서 새로운 출발을 맞이하는 너에게 6

1. 데칼코마니 ⋯ 10
2. 노가리 울컥 ⋯ 21
3. 만렙 신규 간호사 ⋯ 35
4. 룰루랄라 ⋯ 40
5. 동명이인 ⋯ 55
6. 예의 없는 보호자 ⋯ 63
7. 같은 대가를 바라다 ⋯ 69
8. 노가리 무물보! ⋯ 74
9. 난 어디? 여긴 누구? ⋯ 79
10. 노가리 안에 너 있다! 86
11. 노가리는 한 개 국어 ⋯ 94
12. 미용실 가운 ⋯ 105
13. 예상 밖 실수 ⋯ 111
14. 병원 전래동화 ⋯ 117
15. Airway phobia ⋯ 124
16. 시간 해리증 ⋯ 131
17. 일상의 예외 ⋯ 136
18. 그리운 그 날 ⋯ 145
19. 노가리 애칭 ⋯ 153
20. 노가리도 사람임 ⋯ 161

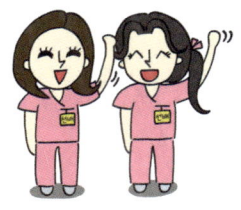

21. 노가리 전용커피 ········ 173

22. 물류회사 ········ 177

23. 야자수 열매 ········ 182

24. 노가리 뇌정지 ········ 190

25. 오히려 좋아 ········ 198

26. 긴장의 열쇠 ········ 203

27. 6 Right ········ 210

28. 노가리 진심의 말 ········ 217

29. 노가리도 이제 경력 간호사 221

30. 병원 한 달 살기 ········ 233

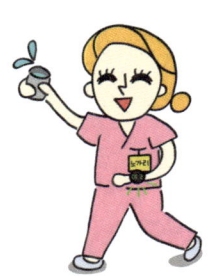

Epilogue | 노가리가 신규에게 보내는 편지 241

Prologue
| 신규로서 새로운 출발을 맞이하는 너에게

안녕? 나는 노가리 까는 걸 좋아하는 노가리 간호사라고 해!

먼저, 4년간의 고생 끝에 드디어 간호사가 된 널 진심으로 축하해.

학생 간호사가 아닌, 신규 간호사가 되어 병원에서 일 해 보니 어떠니? 학교에서 배웠던 이론과 임상 실무의 차이로 인해 많이 힘들어하고 있지는 않니?

주변에서 '처음이니까 당연히 실수하며 배워나가는 거지' 또는 '시간이 답이야'라는 말을 듣고는 있지만, 왜인지 모르게 나만 더 많은 실수하는 것 같고, 동기들에 비해 배움의 속도가 나만 더 많이 더딘 것 같아 초조해하며 속상해하고 있지는 않니?

아니면 혹시, 잦은 실수로 인해 선임 간호사에게 혼이 난 후, '간호사는 내 길이 아닌 걸까?'라며 퇴사를 고민하고 있지는 않니?

그런 너를 위해 특별히 준비했어.
너에게 둘도 없는 찐 동기가 되어, 너의 자존감을 우주 끝까지 상승시켜 줄 신규 간호사 노가리를 말이야!

이 책 속에 나오는 신규 간호사 노가리의 웃픈 해프닝을 통해,
"아! 나만 이런 실수를 하는 게 아니었구나!"
"이랬던 신규 간호사 노가리도 결국 해 내는데,
 나도 이쯤이야!"
라며, 네가 어떠한 힘든 하루를 보냈든지 간에 이 책이 너에게 건네는 마음의 진통제를 통해 네가 위로받았으면 좋겠어. 그래서 훌훌 털고 다시 일어나 내일을 준비할 수 있는 힘을 얻길 바라.

그리고 가까운 미래에 너도 프리셉터가 된다면,

네가 가르치는 신규 간호사가 실수하며 버벅거릴 때,

"라떼였으면 말이야~,

　지금 쌤이 한 실수는 실수 축에도 못 껴요~"

"에이~ 나 신규 적보단,

　선생님이 훨씬 더 잘하고 있는 걸요?!"

라며 후배들에게 마음의 진통제! 아니, 그 이상의 마음의 회복제가 되어 줄 수 있는 선배 간호사가 되길 기대할게.

　그럼 신규 간호사의 좌충우돌 근무를 시작해 볼까?

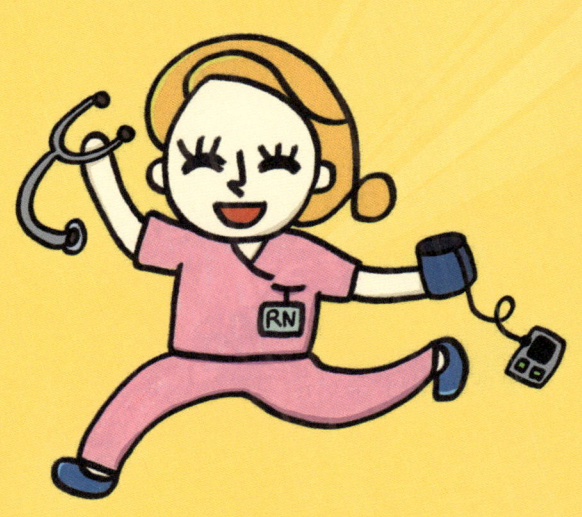

1. 데칼코마니

 변명의 여지없이, 영혼까지 탈탈 털리며 혼나기 시작하는 시기가 있다면 아마도 신규 간호사로 독립한 지 2개월 차부터이지 않을까 싶다. 왜냐하면 선배 간호사들이 보기엔 독립 후 2개월 차가 되면 어느 정도 기본적인 것은 다 알 거라고 생각하기 때문이다. 아무튼 오늘도 나는 중환자실 선배 간호사에게 '독립한 지가 언제인데 아직도 이 기본적인 걸 모르냐!'라는 말을 들으며 엄청 혼나고 말았다. 선배가 말했던 그 기본적인 것은 바로 L-tube[1]에 관한 것이었다.

중환자실에는 의식이 없거나 섬망 증상처럼 정신이 온전하지 못한 환자들도 많이 있기 때문에 일명 '콧줄'이라고도 부르는 L-tube로 식사를 해야 하는 환자들이 많이 있다. 나의 담당 환자였던 A환자도 L-tube를 하고 있었고, 섬망 증상이 심해져 신체 보호대까지 하고 있던 상황이었다. 하지만 A환자는 용하게도 양팔에 묶여 있던 신체 보호대를 아주 쉽게 풀어버렸고, 눈 깜짝할 사이에 L-tube를 빼버리는 바람에 인턴이 와서 다시 L-tube를 넣게 되었다.

A환자의 담당 의사였던 신경외과 과장님은 A환자에게 L-tube를 다시 넣고 난 후 Confirm 사진을 찍어서 자신에게 보내달라고 말했던 터라, 나는 과장님에게 A환자의 L-tube Confirm 사진을 메시지로 노티 하였다. 잠시 후 선배 간호사가 나에게 말을 걸어왔다.

---

1 L-tube (Levin tube): 비위관

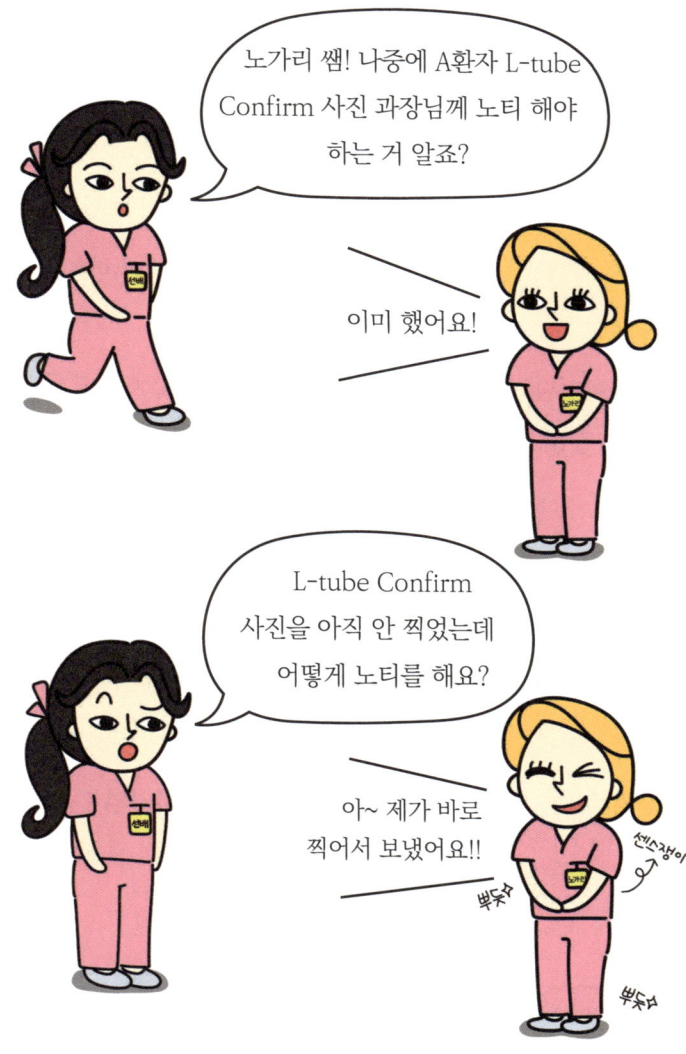

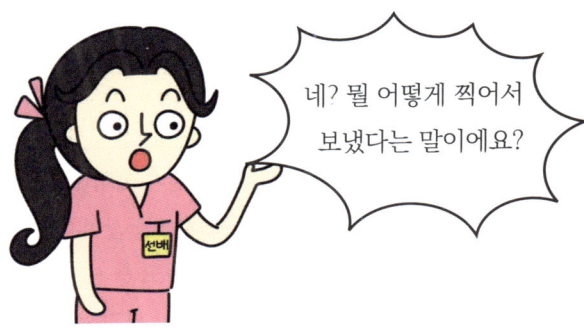

나는 선배 간호사에게 A환자의 L-tube Confirm 사진을 찍어 과장님에게 메시지로 노티 한 내용을 보여주었다.

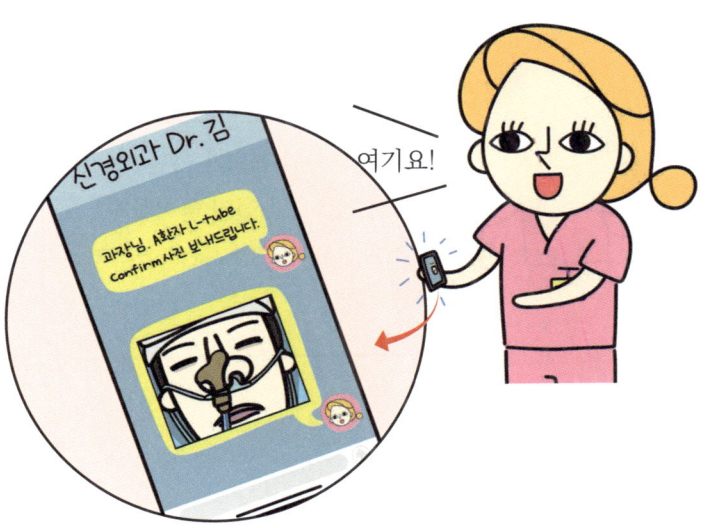

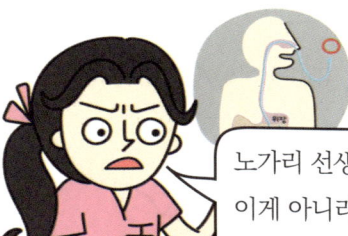

노가리 선생님. L-tube Confirm 사진은 이게 아니라 Chest X-ray[2]잖아요. L-tube가 환자 코와 식도를 지나서 위장으로 잘 들어갔는지 보기 위해서 Chest X-ray로 찍어서 확인하는 건지 몰랐어요?

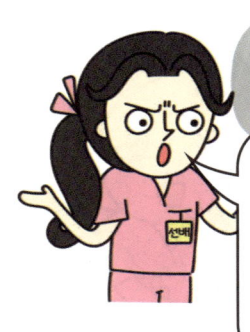

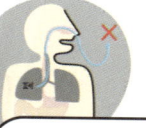

L-tube가 환자의 식도가 아닌 기도로 들어가면 폐로 음식물이 들어가게 되니까 확인하려고 Chest X-ray 찍는 거잖아요!!!!!!

---

2 Chest X-ray: 흉부 엑스레이 사진

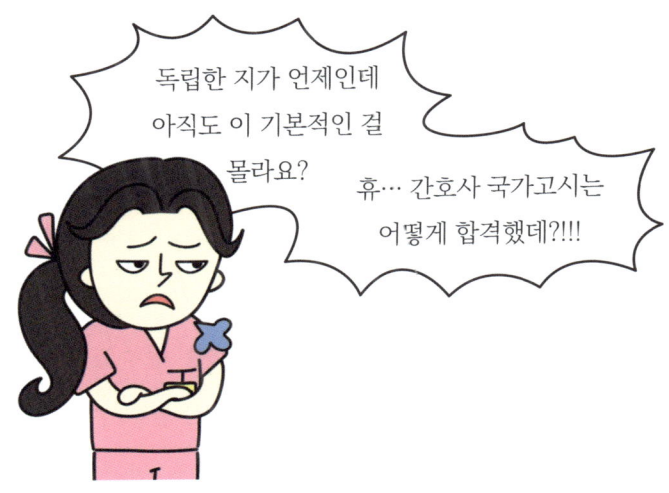

    그렇게 나는 선배 간호사에게 영혼까지 털리며 혼이 났고, 노티 했던 메시지는 전송 취소가 되지 않았다. 잠시 후 이동식 X-ray가 와서 A환자의 흉부 사진을 찍었고, 나는 과장님에게 다시 A환자의 L-tube Confirm 사진을 노티 하려 했지만, 그 사이에 과장님이 나의 메시지를 확인하는 바람에 중환자실로 전화가 걸려왔다. 결국 간호사 스테이션에서 아무 상황도 모른 채 전화를 받은 선배 간호사가 나 대신 한 소릴 들어야 했다.

오늘 하루 종일 눈치 보며 일하느라 퇴근하고 집에 돌아오니 진이 다 빠진 상태였고, 내일도 출근이라는 현실이 정말 암울했다. 오늘 실수했던 그 당시에 너무 긴장했던 탓도 있었지만, 순간 L-tube Confirm을 위한 사진이라 하길래, 환자의 코에 L-tube의 길이가 잘 고정되었는지를 확인하려는 줄 알았기 때문에 일어난 실수였다. 너무 속상하고 내가 바보 같아 누구에게라도 한풀이하고 싶은 마음에, 아직 병원 입사를 기다리고 있는 학교 동기에게 연락을 했다.

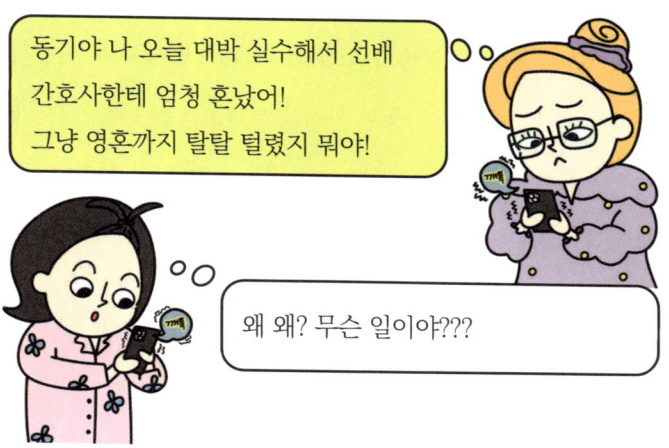

오늘 내 담당이었던 섬망 환자가 L-tube를 뽑아버려서, 인턴이 다시 넣었거든! 근데 주치의 과장님이 인턴이 L-tube 넣고 나면, Confirm 하게 사진 보내달라고 해서 내가 보냈는데, 잘못 이해해서 엉뚱한 걸 보낸 거 있지!ㅠㅠ 그래서 오늘 선배 간호사한테 엄청 혼나고, 과장님도 '이게 뭐냐고' 전화로 엄청 화내고…

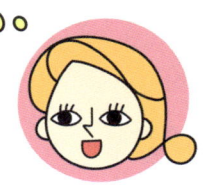

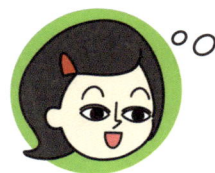

아 정말? 신규 간호사니까 실수할 수 있는 건데 뭘 또 그 선배랑 과장님은 화내고, 뭐라고 했대??!!

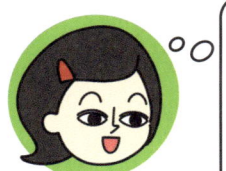

L-tube Confirm 사진 환자 얼굴 찍어서 보내야 되는 거잖아! 몇 cm 잘 고정되었는지 보려고 하는 거잖아! 그거 모를 수도 있고 헷갈릴 수도 있는 거 아니야??

진짜 암울하고 속상한 하루였는데, 나처럼 생각하는 사람이 이 세상에 또 있다는 생각에 웃음이 빵 터지고 말았다.

동기야! 너는 웨이팅이라서 진짜 다행이야! 이미 신규 간호사로 입사 중이었으면 너도 나처럼 오늘 엄청 혼났겠다!

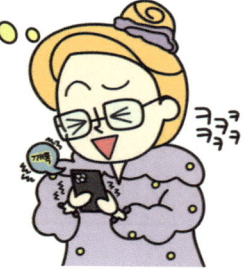

나도 너처럼 생각해서 환자 얼굴 찍어서 보냈다가 선배 간호사한테 영혼까지 털렸던 거야
ㅋㅋㅋㅋㅋㅋㅋㅋㅋㅋㅋㅋㅋㅋㅋ

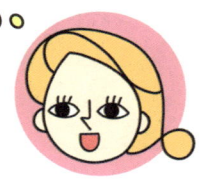

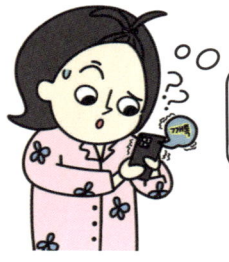

엥??? 그럼 L-tube Confirm 사진이 뭔데?

Chest X-ray

ㅋㅋㅋㅋㅋㅋㅋㅋㅋㅋㅋㅋㅋㅋㅋㅋㅋㅋㅋ

기도로 아니고 식도로 잘 들어갔는지 보려는 거!!

와…… 너 덕분에 하나밖에 없는 내 목숨 미리 건졌다! 앞으로 너 실수하면 나한테 다 말해줘! 나중에 입사해서 돈 벌면 내가 맛있는 거 많이 사줄게!

 병원 웨이팅 중이던 학교 동기는 내 실수 덕분에 미리 목숨을 건졌고, 나는 데칼코마니 같은 내 동기 덕분에 위로를 얻었다.

 '그래! 나 같은, 내 동기 같은 신규 간호사 분명 어딘가에 또 한 명, 아니 수십 수백 명은 있겠지? 아무튼 L-tube Confirm 사진이 Chest X-ray 걸 이제라도 알았으니까 됐지 뭐! 내일도 파이팅!

1. 데칼코마니

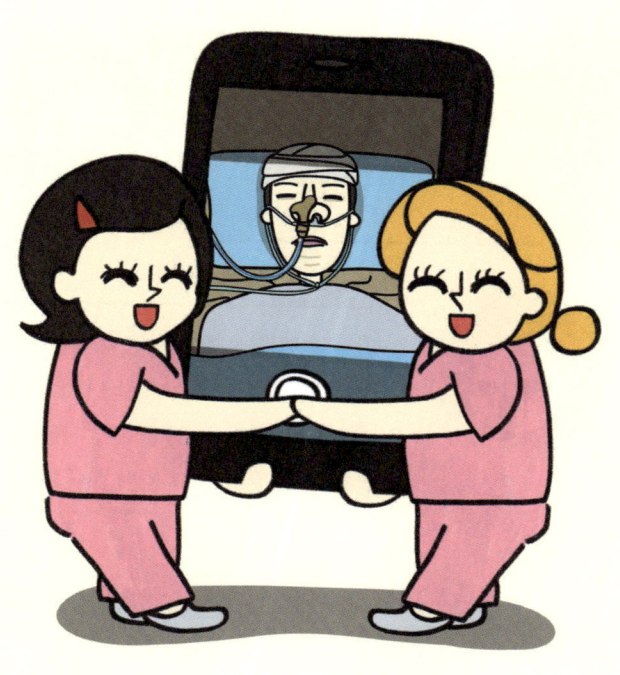

#동사나사

#동기사랑나라사랑

2. 노가리 울컥

  ICU[1] 환자들은 기본적으로 컨디션이 안 좋다 보니 달고 있는 수액과 주사약제들이 많다. 그렇기 때문에 트레이닝 기간을 마치고 독립한 지 몇 개월이 지났다 하더라도 아직까지는 뒤돌아서면 실수투성이에 매 순간 내가 무엇을 하고 있는지도 모를 정도로 정신이 없을 때가 많다.

  평소 출근길에도 폰으로 확인해 보면, Full bed가 아니어서 '오늘은 일하기 괜찮으려나?' 내심 기대를 해보지만,

---

1 ICU (Intensive care unit): 중환자실

내가 출근도장만 찍었다 하면 비어 있던 bed들은 언제 비어있었냐는 듯 삽시간에 Full bed가 되어 버리고 만다.

그렇게 말로만 들어오던 환타가 내가 될 줄이야! 간호대학교 입학 전, 내가 환타[2]가 될 간호사라는 걸 미리 알 수 있었더라면 그때 다른 진로를 선택하지는 않았을까? 아무튼 나의 신규 생활은 밥을 챙겨 먹는 횟수보다 오버타임 하는 횟수가 더 많아 돈 벌면서 자동 다이어트 중이다.

오늘은 이브닝 근무였고 평소처럼 출근길에 ICU 입원 중인 환자수를 확인해 보니 역시나 Full bed였다. 'Full bed라서 힘들겠지만, 신환은 생길 리가 없으니 기존 환자만 잘 보면 되지'라는 생각으로 합리화하며 출근을 했다. 하지만 인계시간에 갑자기 응급실 환자가 ICU로 입원하게 되면서, ICU의 extra bed로 환자를 받게 되었다. 덕분에 Over bed가 되어 버렸고, 모든 간호사가 환자 3명씩 담당하고 있었기에

---

2 환타: 의료진들 사이에서 사용되는 은어로, '환자를 탄다'라는 말의 줄임말.

막내인 내가 중증도 낮은 환자들로 4명을 담당하게 되었다.

독립한 지 몇 개월이 지났다 하더라도, 그리고 환자의 중증도가 상대적으로 낮다고 하더라도 담당 환자 4명은 아닌 것 같은데… 그렇게 나는 막내라는 이유 하나로 찍소리도 못하고 환자 4명을 보게 되었다.

안 그래도 매일같이 실수해서 꼭 혼나고 마는데, 오늘은 담당 환자가 4명이기 때문에 평소보다 좀 더 긴장하고 조심해서 일하려 노력했다. 오히려 평소보다 더 긴장하고, 조심하려다 보니. 아니나 다를까. 오늘 대박 실수! 큰 건 하나 하고 말았다. 사건의 전말, 아니 실수의 전말은 다음과 같다.

나의 담당 환자 중 A환자가 Target BP보다 혈압이 낮아, 처방된 승압제를 Infusion pump에 연결해 주었고, 나는 다시 밀려있던 업무를 하고 있었다. 그러던 중 차지 선생님이 갑자기 나를 불렀다.

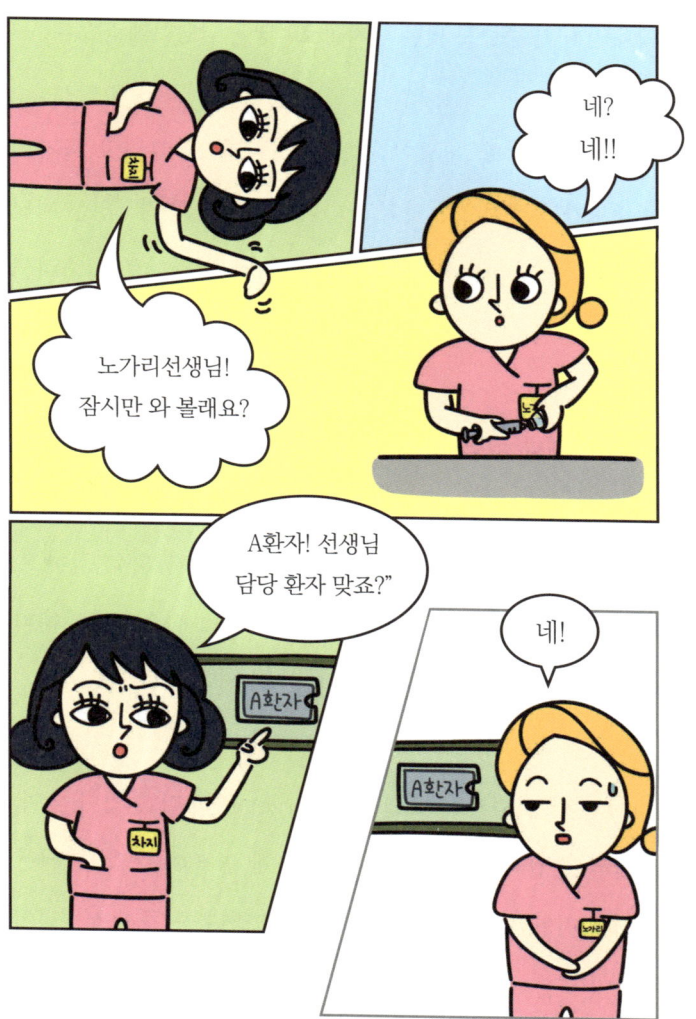

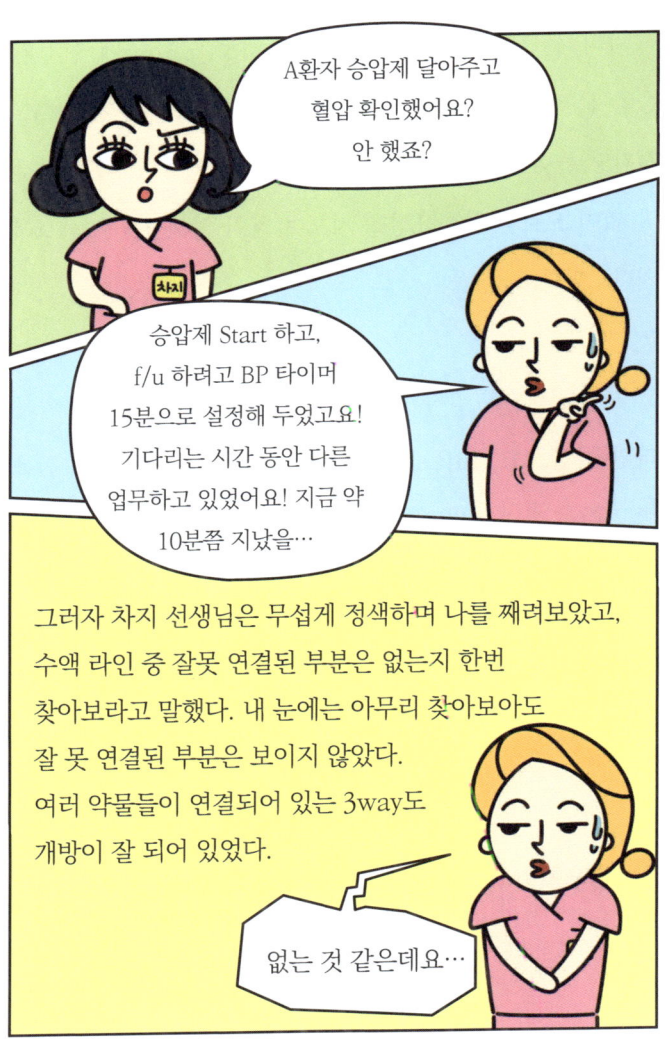

차지 선생님은 정색을 하며 Infusion pump에 연결된 승압제 라인을 가리켰다. 하지만 라인은 잘 걸려있었고, 시간당 들어가는 약물용량도 잘 설정되어 있었다. 나는 아무 말 없이 모르겠다는 표정을 지으며 차지 선생님을 조심스레 쳐다보았다.

차지 선생님은 갑자기 Infusion pump를 Stop 한 후 약물 라인을 잠그고, Infusion pump에 연결된 승압제 라인을 빼고 다시 끼워 넣기 시작했다.

차지 선생님이 라인을 정리해서 다시 끼우자, 나는 내가 무엇을 잘못했는지 알게 되었다.

내가 Infusion pump에 승압제를 연결할 때 수액 라인을 역방향으로 Infusion pump에 끼웠던 것이었다.

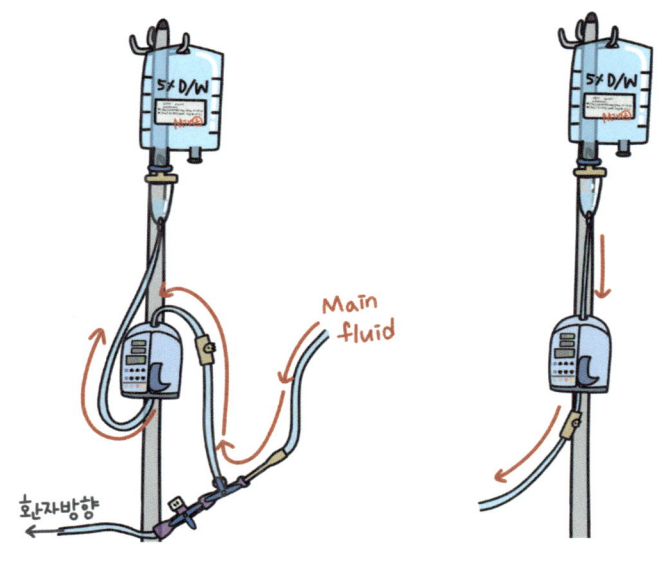

(좌) 노가리가 틀린 방향   (우) Infusion pump – 수액 각인 올바른 방향

내가 100% 잘못한 게 맞지만 핑계 없는 무덤 없다고, 나도 조금은 억울했다. full bed인 상태에서 extra bed가 생겨 막내인 내가 환자 4명을 보게 되었기 때문에 정신없이 바빴다. 환자 3명 보는 선배 간호사들보다 중증도가 낮은 환자로 배정되었다고는 하지만, 중환자실에서 환자 4명은 정말 Hell 그 잡채이기 때문이다.

다행히 A환자의 혈압은 승압제를 주기 전과 비슷했고, 그래도 빨리 발견되어 환자에게 문제는 없었다. 하지만 차지 선생님에게 정신 안 차리고 일한다며 엄청 혼이 났고, 때마침 같은 근무였던 프셉도 차지 선생님에게 한 소릴 들어야 했다.

내가 독립한 지 몇 개월이나 지났는데… 아직도 내가 잘못하면 프셉을 혼내다니… 차지 선생님이 정말 미웠다. 그리고 하필이면 이럴 때 프셉이랑 같은 근무라니, 아주 굿 타이밍이었다. 차라리 나한테 두 세배로 혼을 내지… 휴…

차지 선생님에게 1차로 혼난 뒤, 나는 프셉과 2차로 독대를 했어야 했다.

사실 신규 간호사 트레이닝 기간에도 덜렁거리며, 실수도 많이 해서 자주 혼이 나기도 했었기에 어느 정도는 각오하고 있었다.

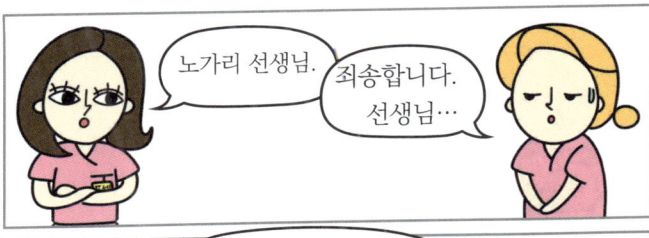

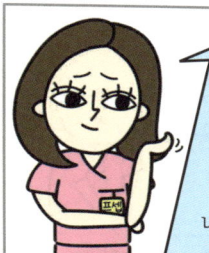

신규 간호사이기 때문에 독립을 하더라도 실수할 수밖에 없고, 그러다 보니 혼도 많이 나게 되는 것 같아요. 굳이 내가 아니더라도 신규가 실수하면 혼낼 사람 여기에 많은데, 나까지 혼내면 노가리 쌤이 얼마나 힘들겠어요.

이건 그냥 내 경험상 느낀 점인데 신규 때 실수 많이 해서, 많이 혼났던 사람은 나중에 큰 사고를 잘 안치더라고요. 나도 그랬었고, 내 동기도 신규 때 매일 실수해서 루틴으로 혼났었거든요?! 신규 때 이후로, 나랑 동기랑 5년 동안 큰 사고는 한 번도 친 적 없었어요. 그러니까 쌤도 앞으로 잘할 거예요!

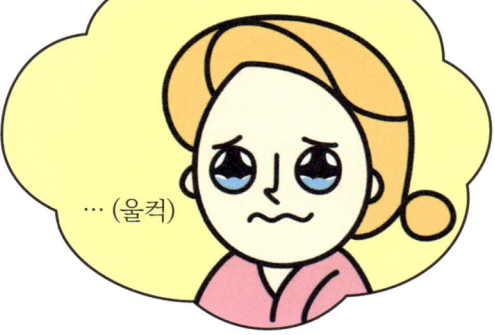

… (울컥)

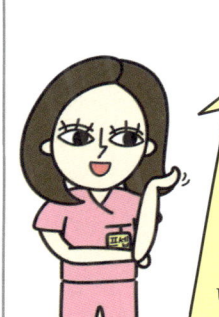

앞으로도 오늘처럼 실수해서 혼나는 일 있으면, 속상하더라도 성장할 수 있는 계기가 된다고 생각하세요! 그리고 차지 쌤이 앞에서는 엄청 혼내도, 뒤끝은 없는 스타일이거든요. 오늘일 때문에 너무 마음에 두고 힘들어하지 마세요!

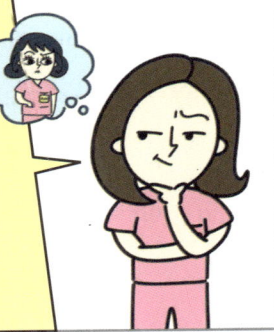

나는 신규 때 쌤보다 더 심하게, 많이 혼났었어요. 그때 진짜 술 많이 마셨었는데, 차지 욕하면서!! 아무튼 지금 차지 쌤이 혼내는 건, 이빨 빠진 호랑이 같은 느낌이에요! 예전에 나 혼낸 거 비하면 이건 그냥 웃고 넘겨도 돼요!

결국 난, 울음을 터트리고 말았다.

왜냐하면, 실수하면 선배 간호사들이 정신 차려라며, 공부도 안 하냐고 다그치기만 했지, 나의 힘든 마음을 알아주는 사람은 없었기 때문이다.

오늘 프셉의 위로와 격려는 정말 예상치 못한 일이었다. 왜냐하면 오늘처럼 내가 일하다가 실수해서 선배 간호사에게 혼이 날 때면, 프셉은 그냥 보고 지나가거나 모르는 척을 했기 때문이다. 오늘 이런저런 이야기를 하다 알게 된 사실은, 프셉도 나를 처음 가르쳐 본 거라 고민이 많았다고 했다. 내가 다른 선배 간호사에게 혼나고 있는 걸 보게 되거나, 듣게 되면 나에게 위로를 해줘야 하는지, 아니면 한 번 더 혼을 내야 하는지 고민하다 보니 위로든 뭐든 말할 타이밍을 계속 놓쳐버리게 된 거라고 말했다. 그러면서 프셉은 그동안 서운한 거 있으면 오해 풀라며, 잘하고 있고 잘 버티고 있다며 나를 격려해 주었다.

오늘 이 일을 계기로 '처음부터 잘했을 것만 같았던 프셉도, 다른 선배 간호사들도 신규 간호사 때는 실수도 많이 하고 엄청 혼나기도 하면서 성장해 나간 거구나'를 새삼스레 깨닫게 되었다. 그리고 나도 선배들처럼, 똑똑한 간호사가 될 수 있을 거란 한 줄기의 희망도 보였다.

'오늘 했던 내 실수의 크기와 3개월, 6개월 후에 하게 될 실수의 크기는 분명 다르겠지? 그리고 실수하는 횟수도 점점 줄어들겠지?!'

나를 이해해 주고 응원해 주는 선배 간호사가 우리 부서에 단 한 명이라도 있다는 게 큰 힘이 되었다. 우리 부서에 프셉이 있는 한, 나는 뼈를 묻기로 다짐했다.

우선… 오늘의 나는 그렇다!! ㅋㅋㅋㅋㅋ

아무튼 그동안 쌓였던 모든 힘듦과 서러움, 그리고 응사[3] 욕구들이 한순간에 해결되는 날이었다.

---

3 응사: 응급 사직의 줄임말, 출근 당일 날 무단결근 후 사직하는 것. (간호계 은어)

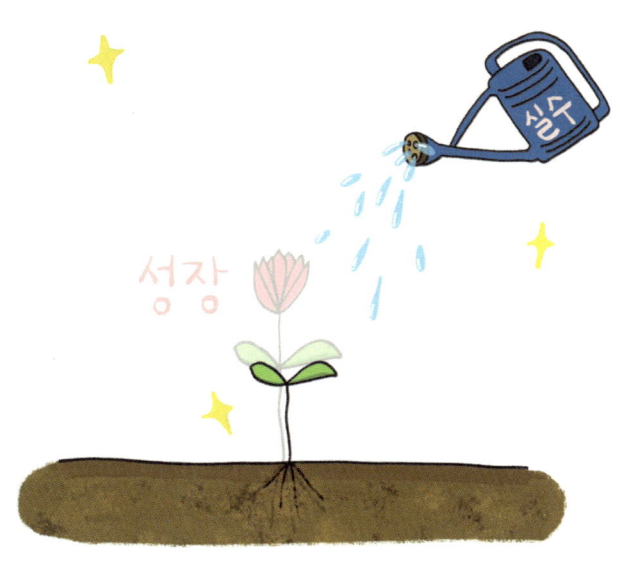

실패는 성공의 어머니다 by. 토마스 에디슨

실수는 성장의 어머니다 by. 노가리 간호사

3. 만렙 신규간호사

 신규 간호사는 독립 후에도 한 동안은 선배 간호사들이 뒤를 봐줘야 하기 때문에 간호사로서 1인분의 역할을 다 해내려면 어느 정도의 시간이 필요로 하게 된다. 하지만 난 오늘, 신규 트레이닝 한 달 차 만에 10인분을 해버렸다!

 역시 난 동료애도 넘치고, 일도 잘하는 만렙 신규 간호사야! 우. 아. 아. 아. 아!!!

 오늘 나이트 근무로 출근하자마자 선배 간호사들에게 인사를 한 뒤, 평소처럼 중환자실에 있는 물품들을 카운트했다. 그리고 난 후 프셉과 함께 EMR로 담당 환자들의 카덱스를 보며 환자파악을 했고, 프셉은 아침 6시에 담당 환자들에게 Start 할 Main Fluid를 준비해서, 환자 바코드도 붙여두라고 말했다.

나는 프셉이 뽑아 준 리스트를 받아서 수액을 준비하고 있었고, 프셉은 내가 잘하고 있는지 확인하러 왔다가 눈이 휘둥그레져서 물었다.

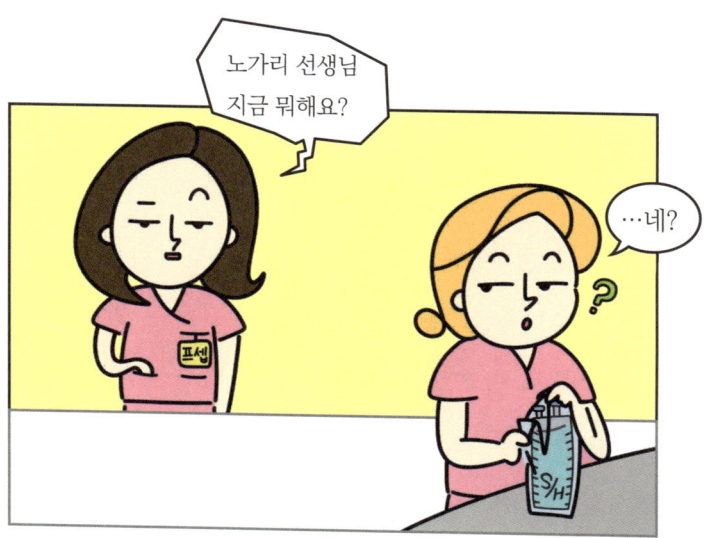

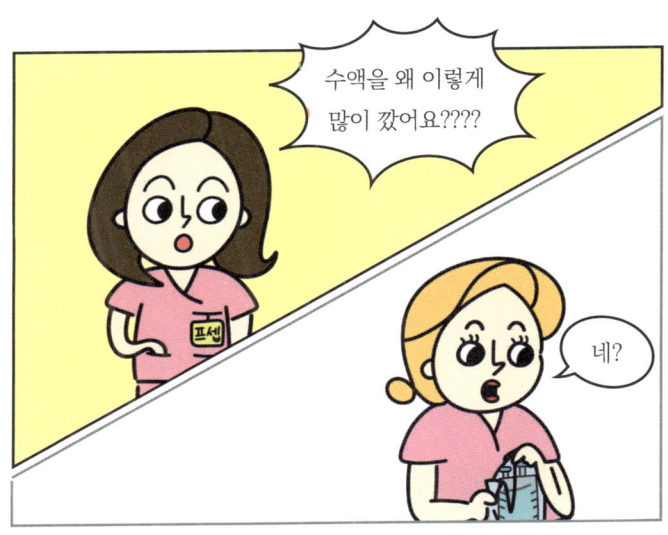
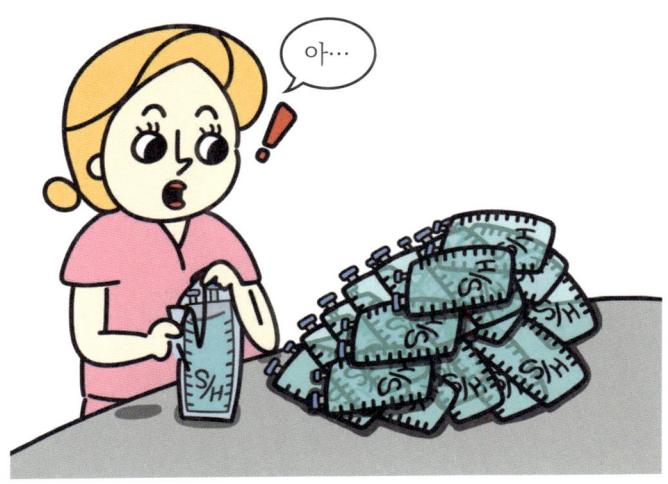

off 후 출근해서 머리가 리셋되어 잠시 멍했던 나.

프셉의 담당 환자는 두 명인데, 어쩌다 보니 수액 포장 비닐을 스무 개나 Open 한 상황이었다. 프셉은 나에게 '내일 이브닝까지 쓰겠다'며 놀리듯 웃고는 그냥 넘어갔다.

담당 환자가 두 명인데, 수액 네 개도 아니고 스무 개를… 나도 나 스스로를 이해해하기 어려웠지만, 그냥 동료애가 넘쳐, 열심히 일했다고 합리화하기로 했다.

오늘 출근하자마자 10인분 했네!
퇴근하자!! ㅋㅋㅋㅋㅋㅋㅋㅋㅋㅋ

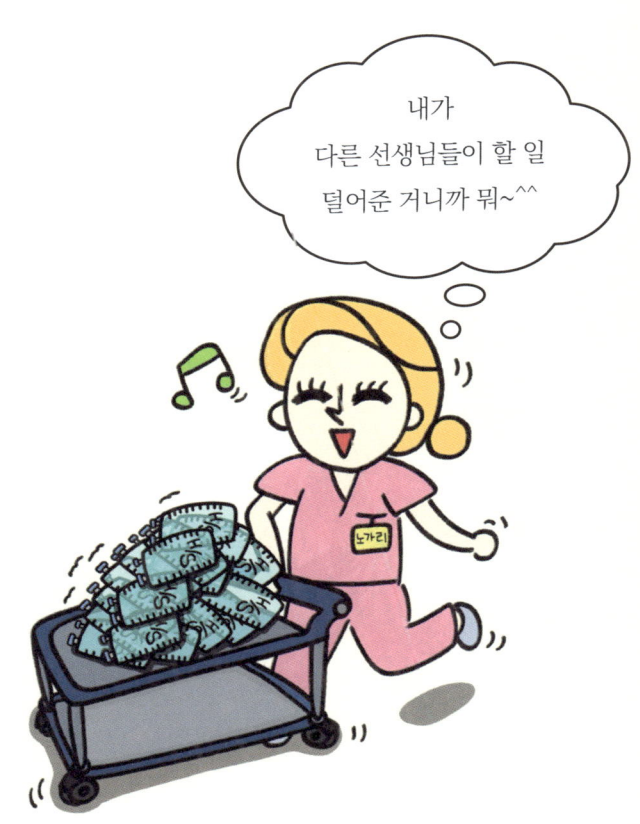

실수에 낙담 말라.
긍정적인 경험이 될 수 있다.

by. 존 키츠

4. 룰루랄라

중환자실 신규 간호사로 트레이닝을 받은 지가 엊그제 같은데, 독립한 지도 벌써 2개월이나 다 되어 간다. 하지만 아직도 모든 게 생소하기만 하고 낯설기만 한 이곳 중환자실에서, 하루도 바람 잘 날 없이 혼나가며 배워가고 있는 중이다.

오늘 나의 담당 환자였던 B환자는 DT[1]로 Irritable[2] 하여

---

1 Delirium Tremens: 진전 섬망
2 Irritable: 과민한, 과민성의

신체보호대를 하고 있었다. 그러던 중 Irritable 증상이 점점 더 심해지면서 Tremor[3] 증상도 심해져, 선배 간호사가 나 대신 주치의에게 노티를 해주었고 B환자에게 아티반 주 0.5ml가 처방되었다.

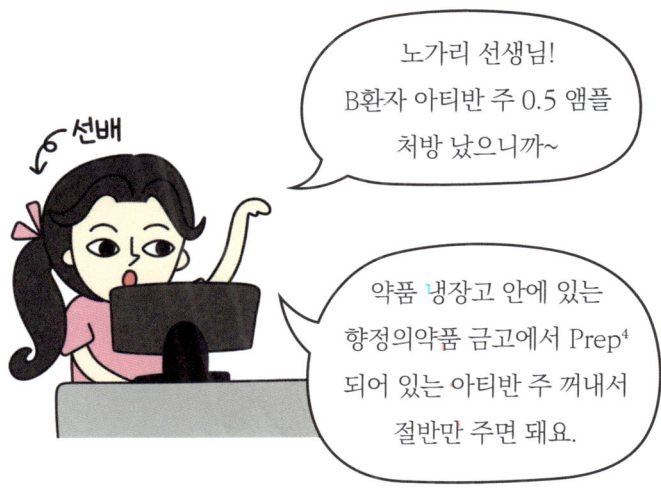

노가리 선생님! B환자 아티반 주 0.5 앰플 처방 났으니까~

약품 냉장고 안에 있는 향정의약품 금고에서 Prep[4] 되어 있는 아티반 주 꺼내서 절반만 주면 돼요.

---

3 Tremor: 떨림
4 Prep (preparation): 준비 (자주 사용하는 약물, 응급 시 바로 사용할 약물들이 준비되어 있는 것)

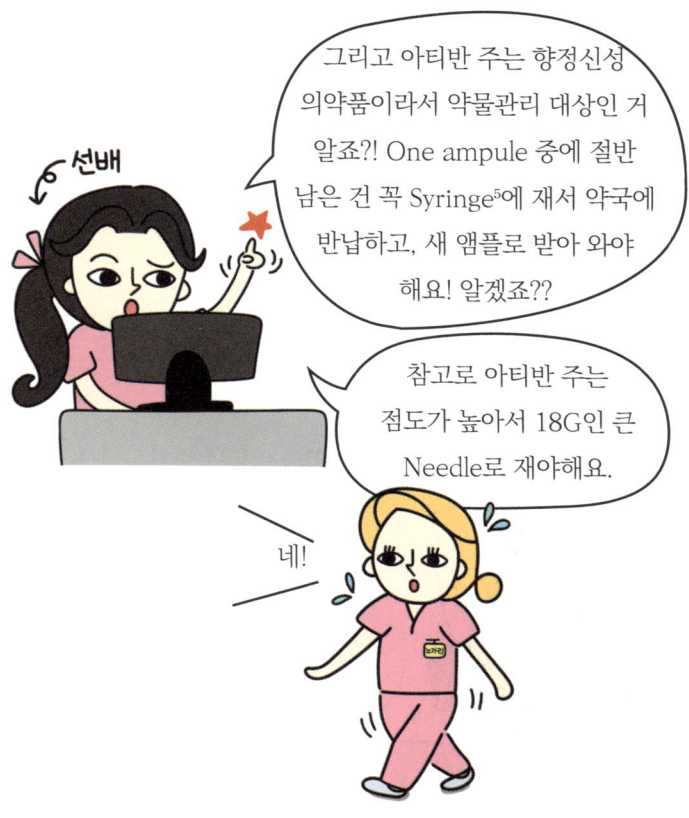

선배 간호사는 내가 못 미더웠는지 다시 한 번 더 강조해서 말했다.

---

5 Syringe: 주사기

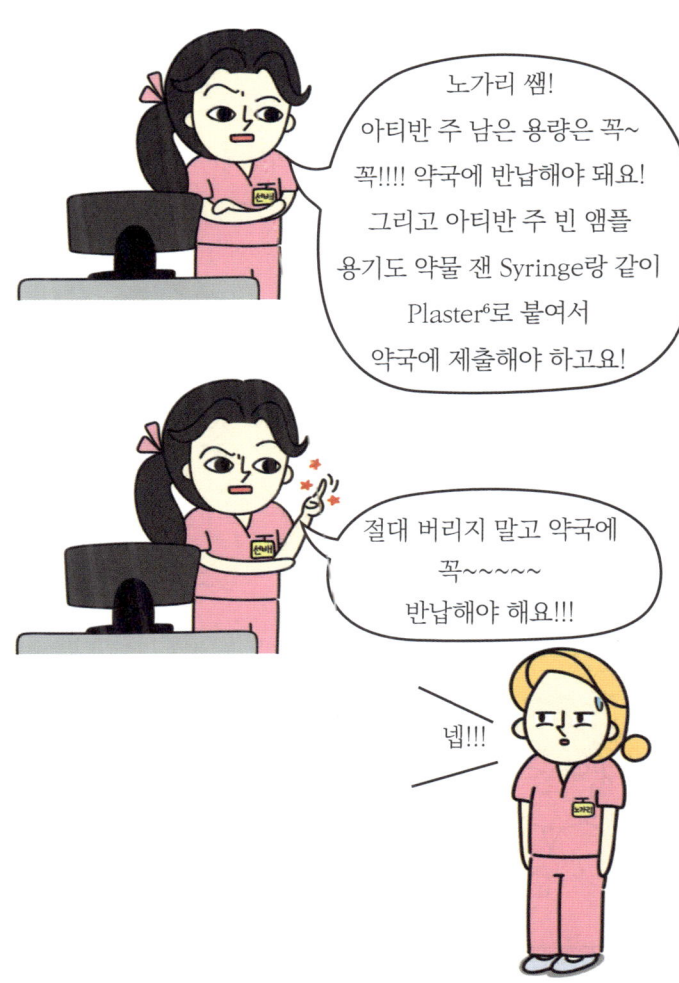

---

6 Plaster : 의료용 반창고 (테이프)

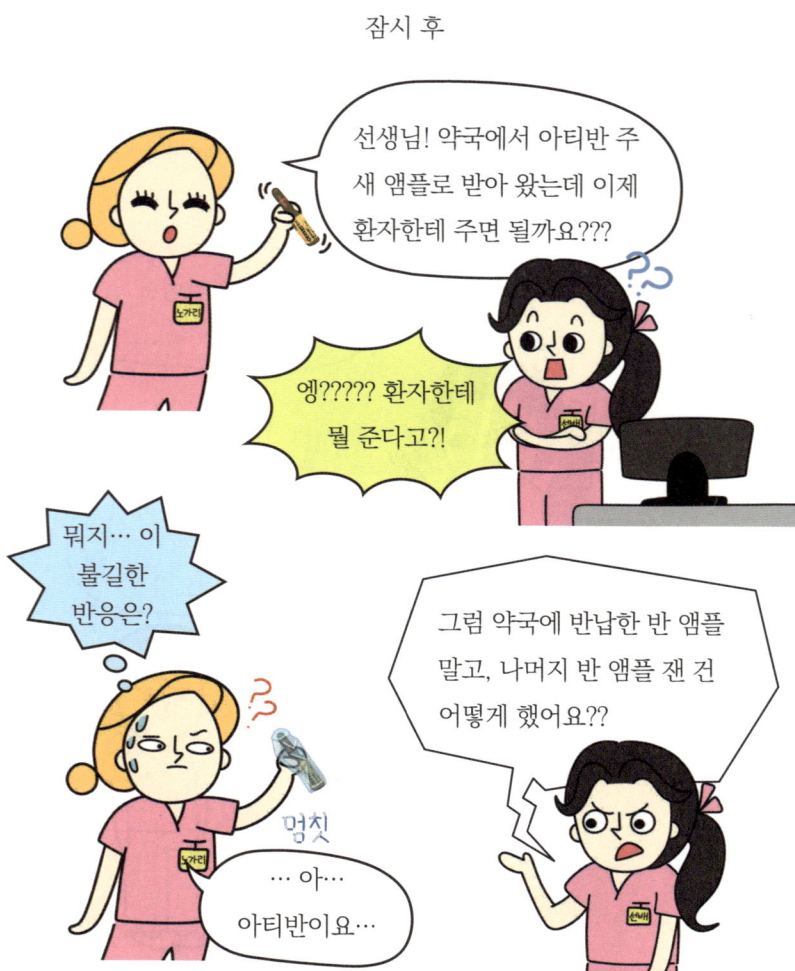

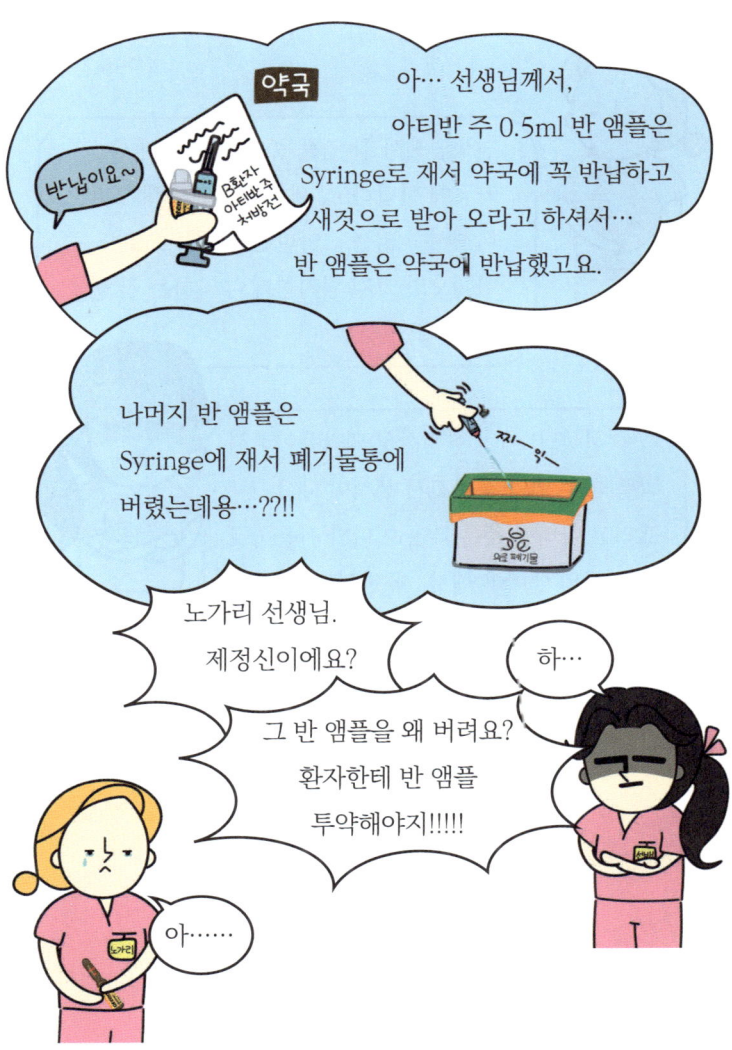

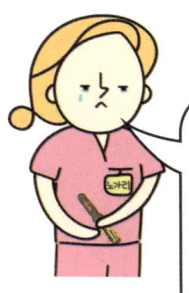

나는 다른 선배 간호사들에게도 돌아가며 한 마디씩 꾸중을 들어야 했다. 그나마 다행이었던 건 환자의 Irritable 증상과 Tremor가 호전되었다는 것이었다. 주치의에게 투약 전 환자 증상이 호전되었음을 알리고 나는 보고서를 쓰기 시작했다.

생전 처음 써보는 보고서를 선배 간호사와 함께 쓰면서, 나도 내가 왜 반 앰플을 재고 버렸는지 갑자기 이해가 안 되기 시작했다. 나도 날 이해 할 수 없는 상황이 벌어져서 당황스러웠지만 환자의 증상이 괜찮아져서 그나마 다행이었다.

어느 정도 보고서의 빈칸을 채워가자, 나의 담당이었던 B환자가 다시 Irritable 해지면서 심한 Tremor 증상을 나타냈고, 선배 간호사는 나 대신 주치의에게 노티 한 후, 처방된 아티반 주 0.5ml를 투약하였다.

잠시 후 B환자가 진정되자, 선배 간호사는 남은 반 앰플을 나에게 주면서 약국에 반납하고 새것으로 받아오라고 말했다. 상황이 어찌 되었든 간에 Irritable 증상을 간간이 보이던 B환자에게 아티반 주가 투약 되었다는 것에 안심도 되고, 환자의 증상이 호전되었다는 생각에 내심 기뻤다. 이렇게 환자를 생각하는 나를 보면서, 아직 일은 서툴지만, 마음만큼은 진짜 간호사 같다는 생각에 나 스스로가 대견스러웠다.

아무튼 환자가 괜찮아져서 다행이라는 생각에 '룰루랄라' 신이 난 채로 약국에서 아티반 주를 새것으로 교환했고, 약국을 나와 돌아가는 길에 아무도 없는 엘리베이터가 도착해 있어 후다닥 엘리베이터를 타버렸다.

오늘 일을 정리해 보자면, B환자는 아티반 주를 맞고 증상이 호전되었고, 원래는 눈치 보느라 비상계단으로 6층까지 걸어 올라가야 했었는데, 아무도 없는 엘리베이터를

Good timing에 타게 되었다는 생각에 일이 술술 잘 풀리는 것 같아 기분이 점점 더 좋아지기 시작했다.

엘리베이터가 중환자실이 있는 6층에 도착하자 '룰루랄라' 흥얼거리며 내렸는데, 폰을 보다가 조금 늦게 내리는 바람에 엘리베이터 문이 닫히면서 어깨가 부딪히고 말았다. 문제는 어깨가 부딪히면서 손에 들고 있던 아티반 주를 놓치게 되었고, 아티반 주는 엘리베이터 바닥 틈새 사이로 들어가 버리고 말았다.

순간 나의 뇌리를 스치는 세. 글. 자.
'망. 했. 다.'

사람이 죽기 직전, 그 짧은 순간에 인생의 모든 기억들이 파노라마처럼 스쳐 지나간다던데, 나도 아티반 주를 손에서 놓치는 찰나, 오늘 있었던 아티반 사건과 이제 곧 일어날 일들까지 나의 뇌 속을 빠르게 스쳐 지나갔다.

나는 이제 선배 간호사들에게 눈물, 콧물 쏘~옥 빠지게 혼이 날거란 두려움에 갑자기 울음이 터져 나왔고, 중환자실과 엘리베이터 사이의 복도 바닥에 주저앉아 큰 소리로 엉엉 울기 시작했다. 그러자 중환자실에서 일하고 있던 선배 간호사들이 나의 울음소리를 듣고, 무슨 일인가하여 중환자실 밖으로 우르르 달려 나왔고, 바닥에 주저앉아서 울고 있는 나를 발견하게 되었다.

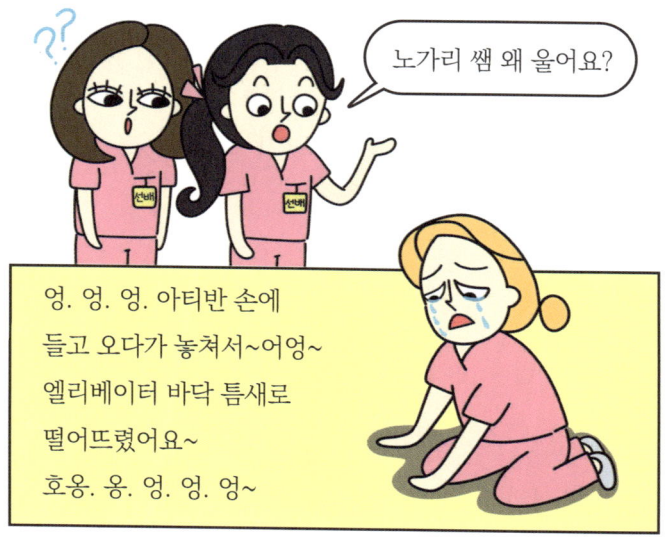

선배 간호사 중 한 명이 어이없다는 표정으로 나를 쳐다보다가 말을 꺼내기 시작했다.

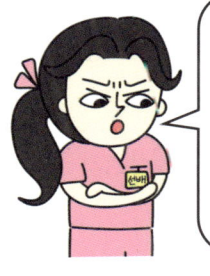

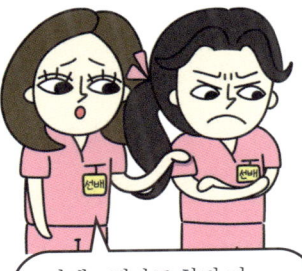

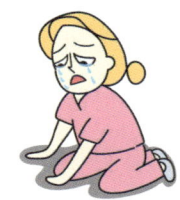

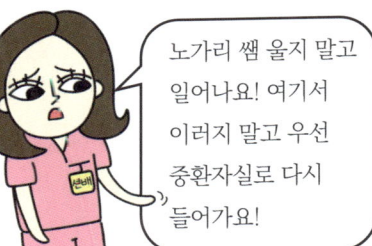

나는 선배 간호사들과 중환자실로 들어갔고, 내가 너무 서럽게 울자 선배 간호사들은 혼내고 싶어도 혼내지 못하는 상황이 되어버렸다. 결국 선배 간호사들이 나를 다독여 줄 수밖에 없게 없는 상황이 되자 나는 더 이상 혼나지 않아도 되었고, 2부작 단편 소설 마냥 약품 파손 의약품 보고서를 1, 2편으로 나누어 쓰면서 아티반 사건은 다독임 속에서 아름답게 마무리되었다.

이 일이 있고 난 후, 나는 한 동안 선배 간호사들에게 주요 인물?! 아니 보살핌의 대상이 되었다. 사실 나의 속마음은 선배 간호사들에게 포기를 받고 싶었고, 나도 나를 포기하고 싶었다. 하지만 얼마 전, 12개월 할부로 산 명품 가방 2개 덕분에 울며 겨자 먹기로 견딜 수밖에 없었고, 하나씩 천천히 배워나간 덕분에 결국 ICU[7] 간호사로서 1인분의 몫을 다 하게 되었다.

---

7 ICU (Intensive care unit): 중환자실

첫 월급을 받고, 진짜 간호사가 된 걸 스스로 축하하는 의미에서 할부로 샀던 명품 가방들 덕분에? 나는 ICU에서 능력 있는 진짜 간호사가 되어버리고 말았다. 역시 시간이 답이다!

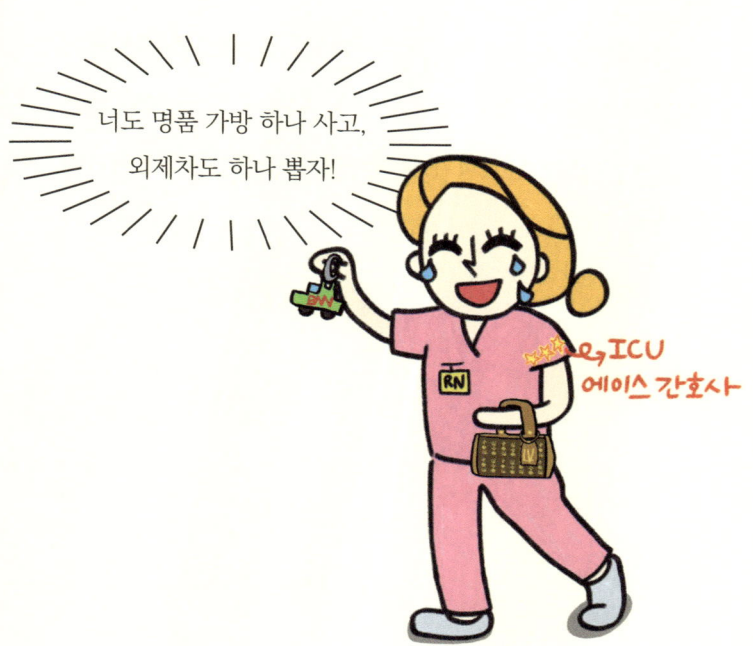

명품 할부 때문에 끝까지 버티다
명품 간호사 되었다는 노가리~

명품이 명품 간호사를 만든다.
by. 노가리 간호사

5. 동명이인

　간호사 국가고시를 합격한 후 간호사 면허가 나올 때쯤, 취업하게 될 병원에서 입사 전 사전조사 링크를 문자로 받게 되었다. 입사날짜를 미루면 먼저 입사한 동기들보다 뒤처질 수 있다는 생각에 3월 입사자로 신청했었지만 아쉽게도 5월 입사로 밀리게 되었다. 다행히도 먼저 입사했던 동기들이 착해서 많은 도움을 받게 되었고, 걱정했던 것에 비해서 잘 적응해 나가고 있는 중이다. 그래도 아직은 중환자실 신규 간호사로 독립하여 환자를 담당하게 된 건 2개월 채도 안 되다 보니, 매일 실수하며 혼나기 일쑤지만 말이다.

오늘은 엄청 긴장하며 일하지 않았던 것 같은데, 어쩌다 보니 우리 부서에서 Top 3 안에 드는 역대급 실수를 해버리고 말았다. 이미 난 우리 부서에서 Top 3 안에 드는 실수를 한 이력이 있었지만 그 기록을 다시 경신해버리고 말았다.

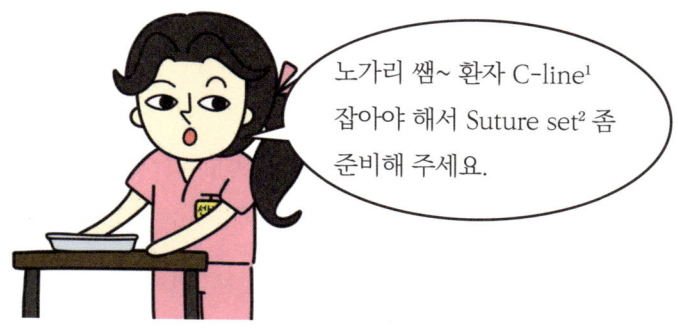

노가리 쌤~ 환자 C-line[1] 잡아야 해서 Suture set[2] 좀 준비해 주세요.

순간 나는 Suture set의 구성 물품이 생각나지 않았다.

---

1 C-line(Central line): 중심정맥관
2 Suture set: 봉합 셋트

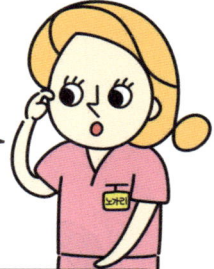

선생님, 혹시 Suture set에 뭐, 뭐 준비해야 할까요?

Suture set에 기본 구성은 있으니까 거기에 N/S 20cc, 클로르헥시딘 볼, 4*4 Gauze, 10cc Syringe 3개, Nylon 3-0, 23G Needle, Tegaderm[3] 준비해 주시고요. Blade도 같이 준비해 주세요. 다른 건 내가 준비할게요!

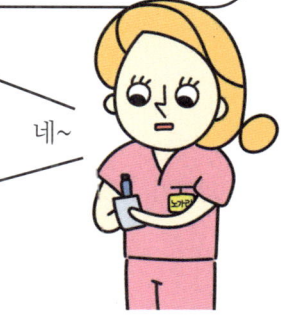

네~

---

3 N/S 20cc (0.9% 생리식염수), 2% 클로르헥시딘 볼 (소독용액을 부은 거즈 볼), 4*4 Gauze (4x4 Size 거즈), 10cc Syringe (10cc 주사기), Nylon 3-0 (의료용 실과 바늘), 23G Needle (주삿바늘), Tegaderm CHG (3M 필름 드레싱 상품명).

5. 동명이인

잠시 후 선배 간호사는 의사 옆에서 C-line 삽입 Assist를 하기 위해 Suture set를 열었고, Suture set의 내용물을 본 의사는 어이없다는 표정을 지으며 언성을 높였다.

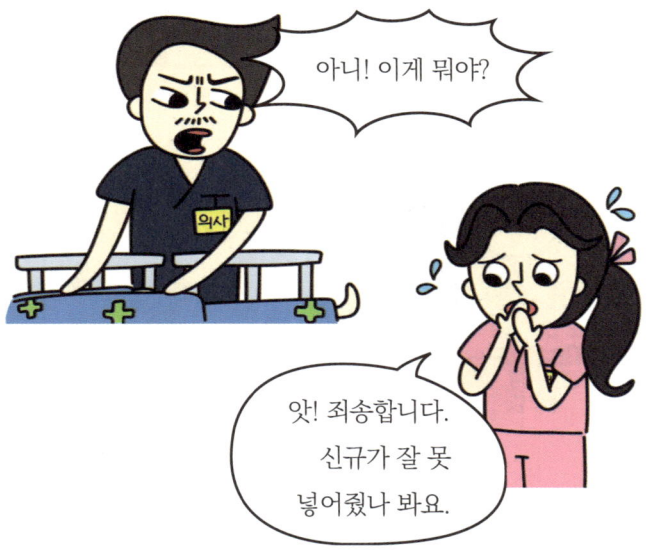

의사가 잘못 들어간 물품을 옆으로 빼놓자, 선배 간호사는 Suture set에서 빠진 물품을 급하게 채워 넣었고, 환자의 C-line 삽입 시술이 끝나자마자 선배 간호사는 나를 따로 불러 세웠다.

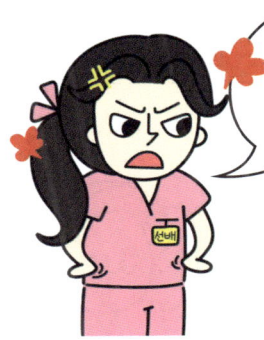

나는 선배 간호사에게 혼이 나면서도 뭐가 잘 못 된 것인지 이해하지 못했다. 그저 선배가 말한 대로 준비했을 뿐인데 왜 나에게 탓을 돌리며 화를 내는지 오히려 선배 간호사가 이해가 되지 않을 뿐이었다.

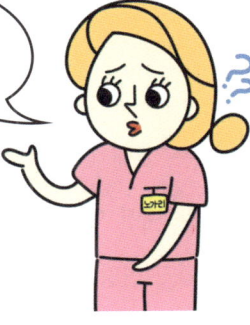

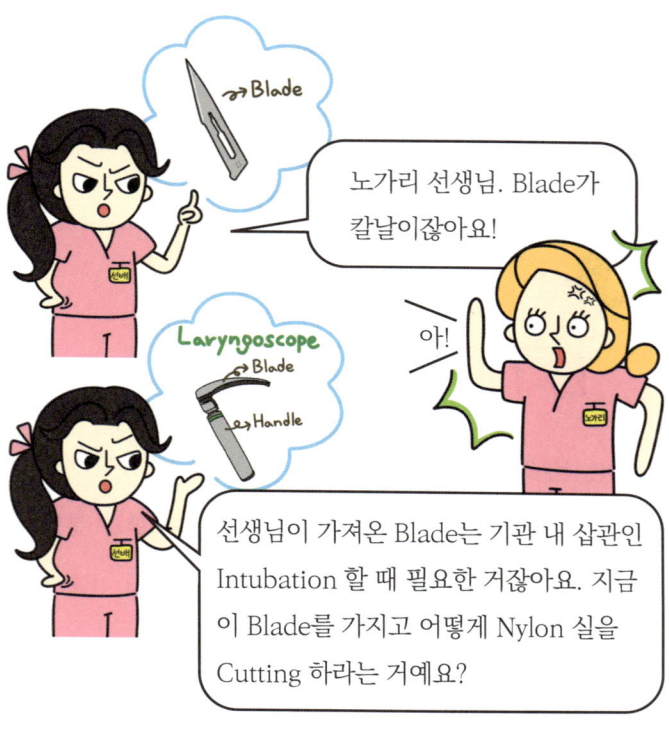

나는 선배 간호사의 이야기를 듣고 정신이 번쩍 들었다. 그제야 내가 어떤 실수를 했는지 정확히 알게 되었고, 너무 부끄럽고 민망해서 아무 말도 할 수 없었다.

그렇게 나는 입사한 지가 언제인데 아직도 Intubation[4]에 쓰는 Laryngoscope의 Blade[5]와 Mes인 Blade[6]도 구분도 못하냐며 선배 간호사에 엄청 혼이 나고 말았다.

알아듣기 쉽게 그냥 칼날이라고 해주지… Laryngoscope의 Blade와 칼날인 Blade의 명칭이 같아서 잘못 준비한 덕분에, 오늘도 나는 중환자실에 길이길이 남을 흑역사를 남기게 되었다. 내년에 후배들이 들어오게 되어도 부끄러운 내 실수담은 영원히 비밀로 묻혀 있길…

---

4 Intubation: 기관 내 삽관
5 Laryngoscope의 Blade: Intubation에 사용하는 조립식 후두경의 Head 부분을 Blade라고 함.
6 Mes/Scalpel/Blade: 'Mes'는 네덜란드어로 의료용 칼을 의미하며, 미국에서는 보통 'Scalpel, Knife, Surgical blade'라고 부른다. 한국 임상에서도 네덜란드처럼 수술용 칼을 'Mes'라고 부르고 있으며, 수술 외 처치나 시술에서 칼날(Blade)만 쓰는 경우가 많아 임상에서는 칼날의 영어인 Blade로 부르고 있다.

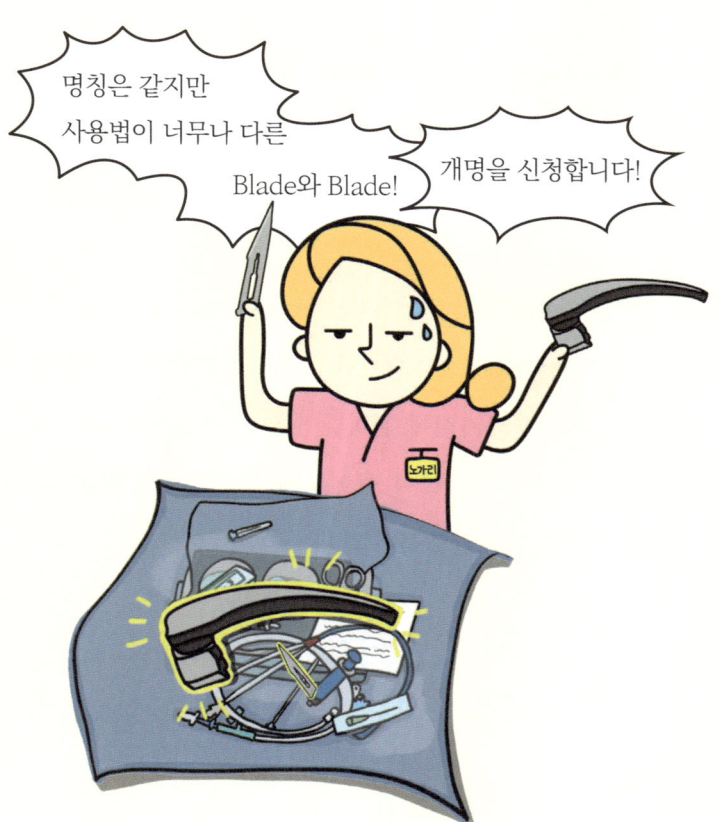

사람의 차이는 미미하다. 그러나 그 미미한 차이는 큰 차이를 만들어낸다. 미미한 차이는 태도다. 그리고 그 생각이 긍정이냐 부정적이냐 하는 것이다.

by. W. 클레멘트 스톤

6. 예의 없는 보호자

나의 희망부서는 수술실이었지만 응급실로 부서 배치를 받게 되었고, 현재 신규 간호사 트레이닝 2주 차이다. 하루 이틀이 지날수록 공부해야 할 양은 눈덩이처럼 불어나고 있었고, 피로도도 두세 배씩 쌓이고 있어 퇴근하고 집에 오면 기절하기 바쁘다.

그리고 응급실은 다양한 질환을 가진 환자들을 간호해야 하기 때문에 공부해야 할 양이 많기도 하고, 입원과 퇴원 그리고 해당 파트로 전동하는 환자들도 많아서, 다른 부서의 신규 간호사보다는 응급실 신규 간호사가 좀 더 적응하기 어려운 건 아닐까? 라는 합리화도 해가면서 적응해 나가고 있는 중이다.

응급실에서 근무하다 보면 환자들은 '내가 저 사람보다 먼저 왔는데, 왜 저 사람부터 진료해 주냐?!', '나도 아파죽겠다! 나부터 진료해 달라!'라며 컴플레인을 하기도 하고, 알코올 중독환자의 난동(Acting Out[1]) 등 정말 볼꼴 못 볼꼴 다 보며 살벌한 하루를 보내게 된다. 그리고 응급실 내부와 환자 대기석은 분리되어 있지만, 가끔 문이 열리는 틈을 통해 종교 전단지를 나누어 주러 오는 사람도 있고, 입구나 출구를 잘못 찾아 응급실로 와서 헤매는 사람들도 종종 있다.

---

[1] Acting Out (행동화): 정신분석 용어로, 내담자의 내적 갈등이나 분노 등이 말이 아닌 행동으로 표현되는 것.

하루는 어떤 아저씨가 침대에 누워있는 환자들의 커튼을 쳐가며 이리저리 돌아다니고 있었고, 내 프셉도 바쁜 상황이었다. 그리고 다른 선배 간호사들도 환자 간호 사정하랴, 피 검사 나가랴, 주사 투약하랴, 업무가 바빠서 정체불명의 아저씨가 응급실을 휘졌는데도 모르는 듯했다.

난 신규 간호사 2주 차라, 0.5인분 몫도 못하고 있었기 때문에 그나마 덜 바쁜 내가 그 아저씨를 제재해야 한다는 생각이 들었다. 나는 정색하며 아저씨에게 다가가 말했다. (나름 정색이었지만… 자신감 없는 제재였다.)

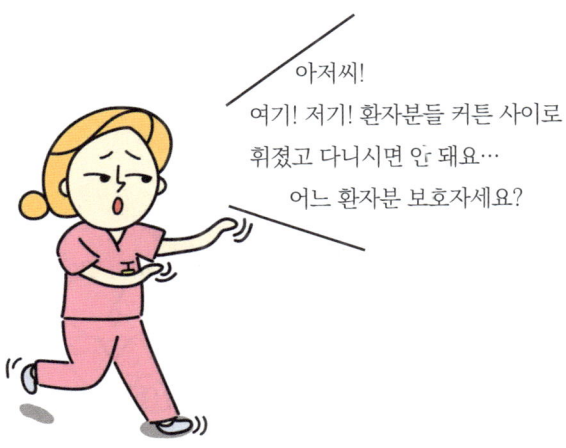

아저씨!
여기! 저기! 환자분들 커튼 사이로
휘젓고 다니시면 안 돼요…
어느 환자분 보호자세요?

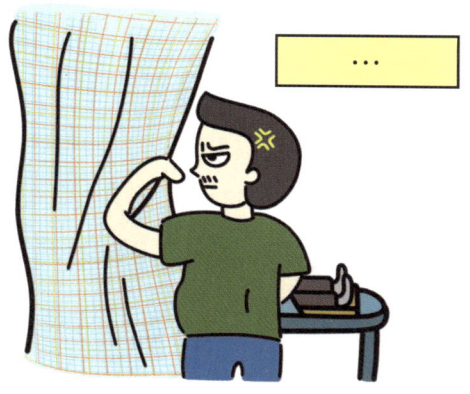

 내가 외부인 아저씨를 제재하고 있는 모습을 보게 된 프셉은 내가 있는 곳으로 급히 달려왔다. 그러고는 프셉이 그 아저씨를 향해 한마디 했다.

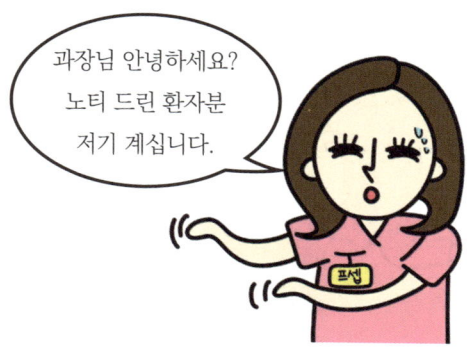

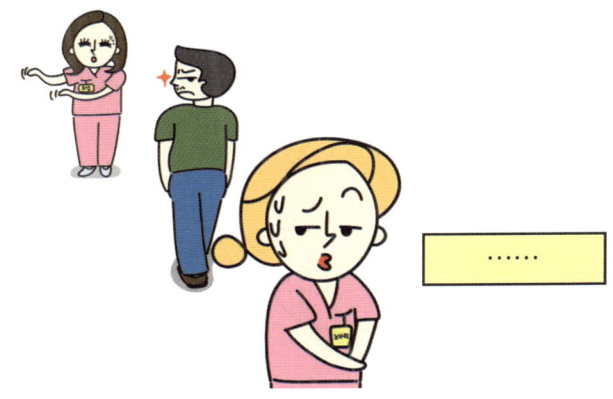

'아니, 왜? 사복으로 응급실을 돌아다니냐고요!!!'

응급실에는 여러 과의 의사들이 오고 가기 때문에 아직 얼굴을 다 못 익힌 상태였다. 원래 얼굴이랑 이름도 잘 못 외우는데… 휴… 사복 위에 랩 가운 좀 걸쳐주지…

오늘 얼마나 민망했는지 모른다.
덕분에 확실히 '아저씨 과장님' 얼굴이랑 이름은 외웠다!!
ㅋㅋㅋㅋㅋ

간호사 2년 차 때 깨닫게 된 것.

의사나 간호사나 업무 중에는 바빠서 정신없음. 그리고 다년간 수백, 수천 명의 신규 간호사를 보면서 셀 수 없이 많은 실수를 봐왔기 때문에 실수해도 그러려니 하고 넘어 감.

내가 걱정하는 것만큼, 실제로 사람들은 내 실수에 크게 관심 없음. 길어도 하루 이틀이면 내 실수는 모든 사람들의 머릿속에서 지워짐!

나는 연예인이 아니다.

내 실수는 길어봤자 하루, 이틀이다.

생각보다, 세상은 내 실수에 무관심하다. 오~예!

by. 노가리 간호사

7. 같은 대가를 바라다

 나는 응급실 신규 간호사이다. 응급실에 실려 온 환자에게 항생제 처방이 났고, 나는 프셉이 보는 앞에서 자신 있게 AST[1]를 했다. 환자에게 AST를 마치자, 프셉은 간호사 처치실로 따라 오라며 나를 데리고 갔다.

---

1 AST (After skin test): 항생제 피부 반응 검사

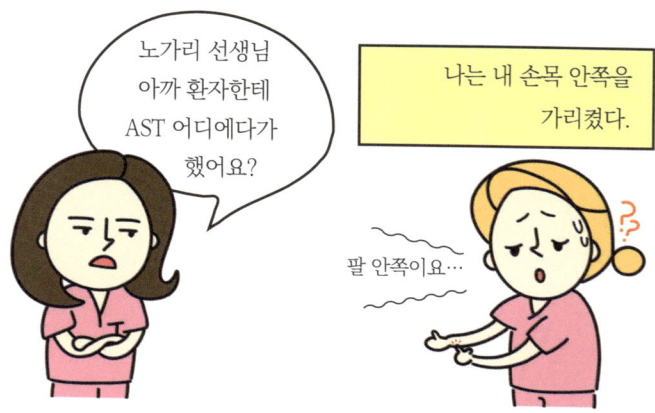
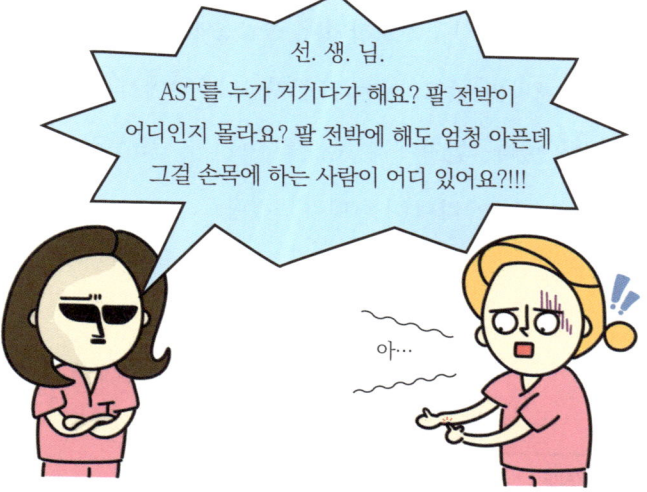

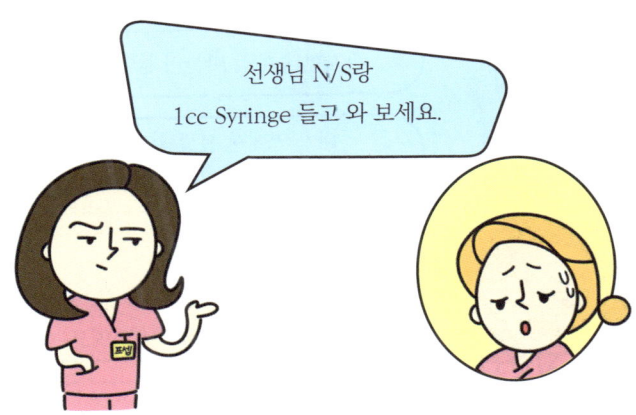

　그러자 프셉은 환자 손목에 AST를 하면 얼마나 아픈 줄 아냐며, 다시는 이런 실수를 못하게 내가 경험을 해봐야 한다면서, 내가 환자한테 했던 대로 내 손목에 AST를 했다.

　내가 실수 한 건 인정하는데, 그 자리에서 혼을 내면 되는데… 굳이 조용히 불러서 나한테 이렇게까지 해야 하나? 라는 생각이 들었다.

　내 생각을 읽었는지, 프셉은 나에게 마지막으로 한마디 했다.

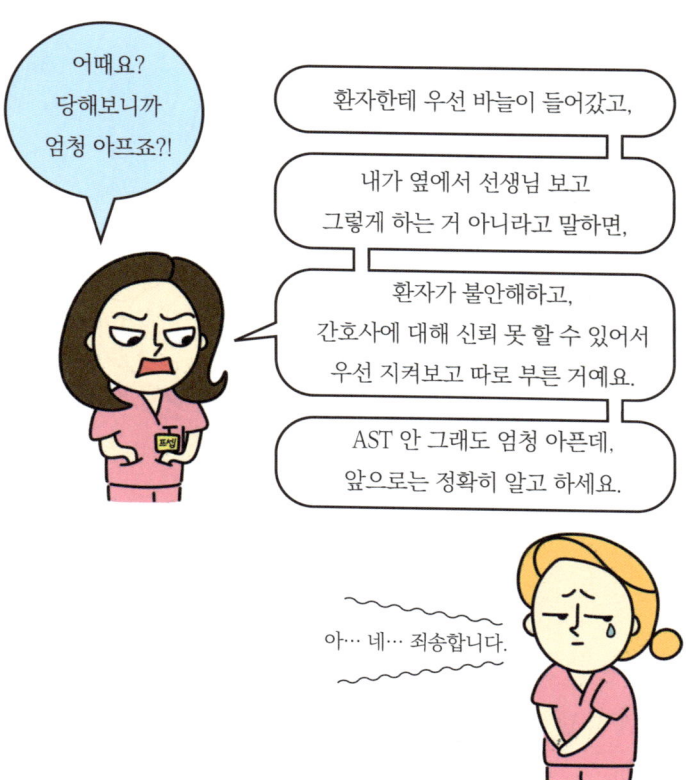

정확히 안다고 생각해서 한 건데…

아무튼 손목에 하는 AST는 정말 상상 초월할 정도로 아팠다…

오늘 일은 평생 못 잊어! 아니 절대 안 잊어! 부들부들!!!

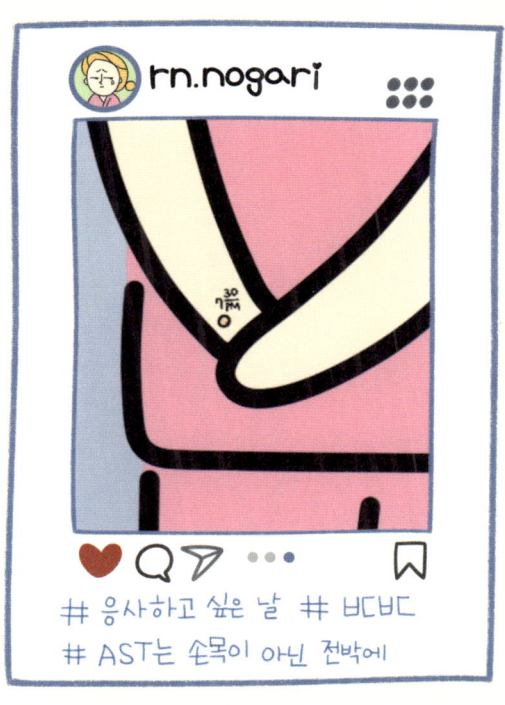

이 아픔, 이 분노 이 실수 또한 지나가리라.

by. 노가리 간호사

8. 노가리 무물보!

 수술실에서 신규 간호사로 일하다 보면 알겠지만 내가 실수하지 않는 한, 일 하면서 집도의 교수님과 대화를 하는 경우는 많지가 않다. 이것도 집도의 성향마다 다르지만 말이다.

 항상 클래식을 들으며, 말없이 수술만 하시는 교수님이 계셨는데 수술 중에 갑자기 나에게 관심을 보이셨다. 정말 뜬금없이 말이다.

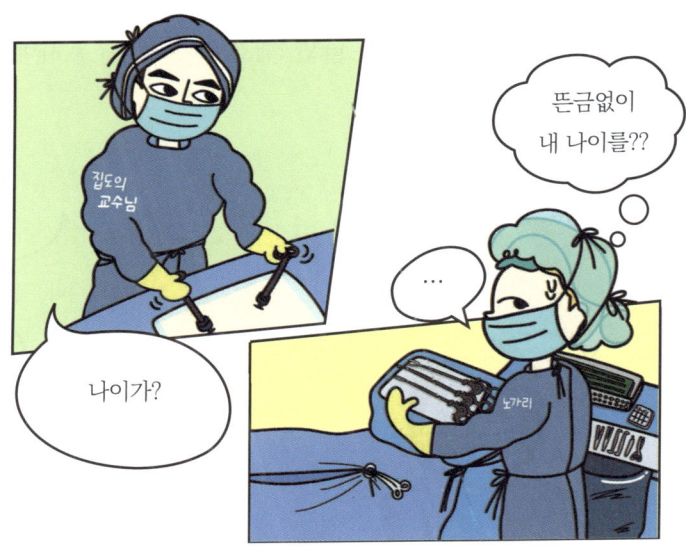

항상 말없이 수술만 하시는 교수님이었기에, 순간 당황해서 대답을 하지 못했다. 그러자 교수님은 다시 질문을 하셨다.

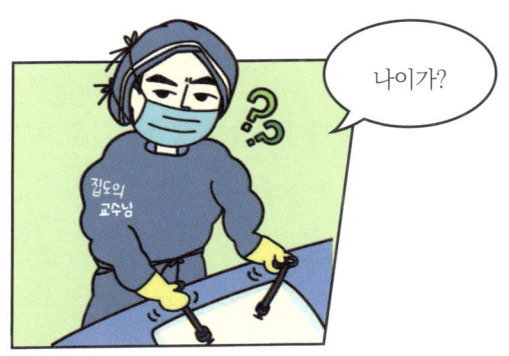

옆에서 수술 Assist를 하던 펠로우와 나는 동시에 대답했다.

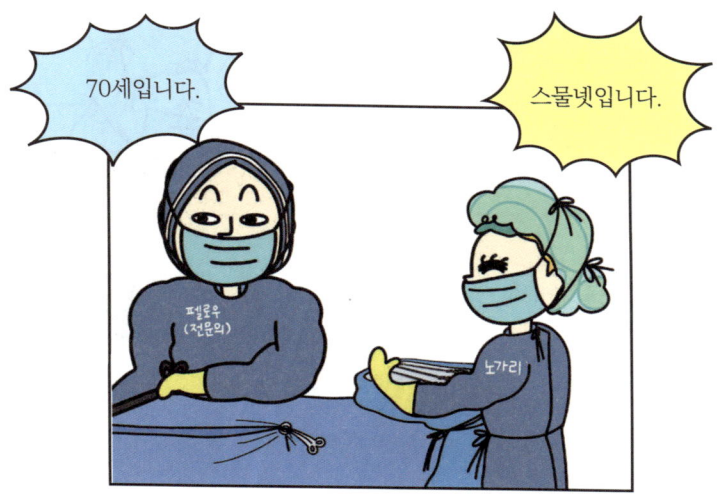

환자의 나이와 염증 정도에 따라 수술 진행이 어려울 수도 있어서, 교수님은 환자의 나이가 궁금하셨던 것.

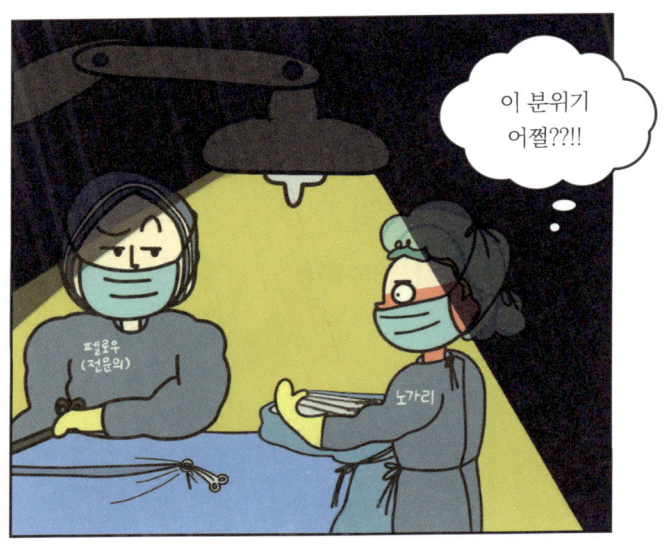

결국 나는 얼굴이 엄청 빨개졌다.

하지만 이 상황에서도 다들 수술에만 집중 할 뿐!

역시… 아무도 신규인 나에겐 관심이 없구나…

짧은 순간에 나에게 No 관심인 걸 두 번 연타로 깨달았음.

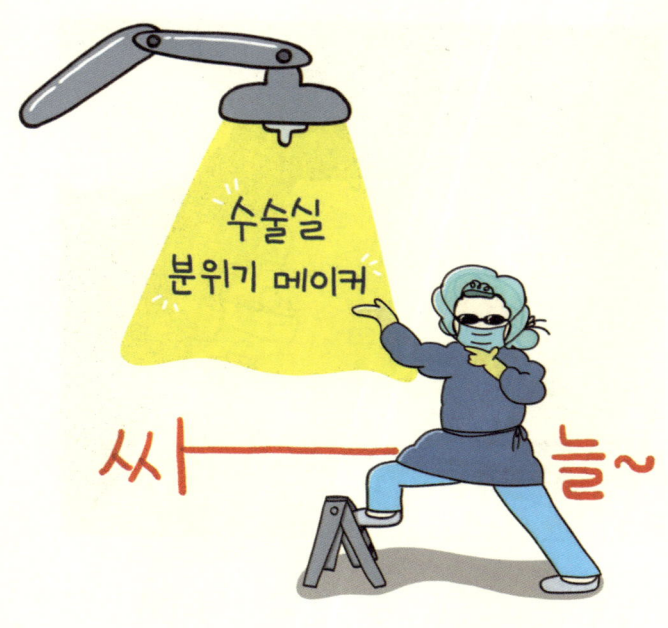

많은 망각 없이는 인생을 살아갈 수 없다.

by. 발자크

9. 난 어디? 여긴 누구?

 '수술실!'이라고 말하면, 엄숙한 분위기 속에서 1분 1초를 다투며 응급수술을 하는 드라마 속 장면이 떠오르는 게 일반적이다. 하지만 현실 속 수술실은 응급상황을 다투는 긴장의 순간뿐 아니라 간단한 수술도 있기에 가끔은 싱거운 농담도 주고받기도 하고, 음악을 들으며 수술을 하기도 한다. 수술실에서 음악을 듣는 이유 중 하나는, 장시간 수술을 하다 보면 정신적으로나 체력적으로 지치게 되는데, 음악을 통해 조금이나마 활기찬 수술실 분위기를 조성할 수 있기 때문이다. 그렇기 때문에 잔잔하게 들릴 듯 말 듯 한 정도로 집도의의 취향에 맞게 클래식이나 가요를 틀어 놓고 수술을 하기도 한다.

하루는 수술상을 차리고 있던 선배 간호사가 나에게 음악 좀 틀어 달라고 말했다. 그래서 나는 수술방의 컴퓨터로 가요 TOP 100을 틀었다.

- 잠시 후 -

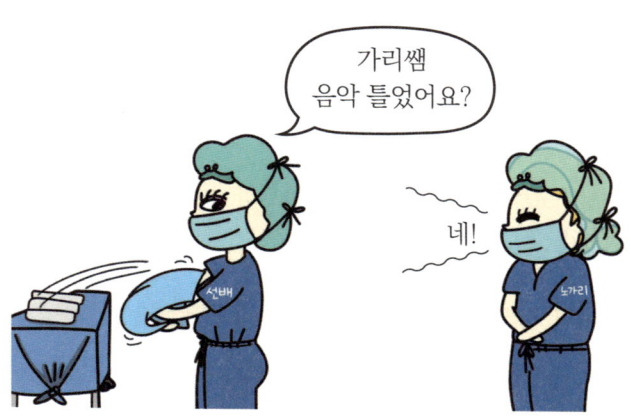

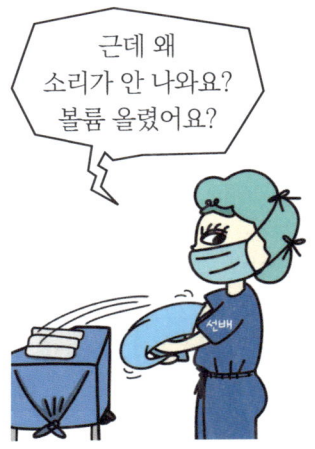
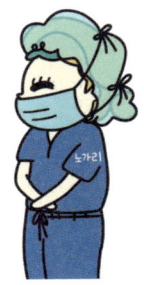

나는 선배 간호사의 말을 듣고 컴퓨터와 연결된 스피커를 다시 한 번 더 확인해 보았다. 하지만 볼륨도 최대였고, 아무런 문제가 없어 보였다.

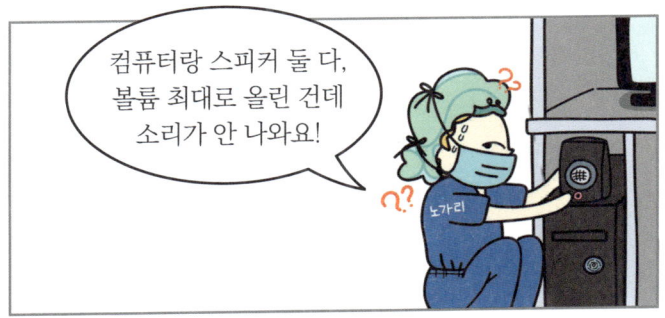

선배 간호사는 하던 일을 멈추고, 컴퓨터와 스피커를 이리저리 확인하기 시작했다.

잠시 후, 선배 간호사는 다른 일을 하고 있던 나를 불렀다.

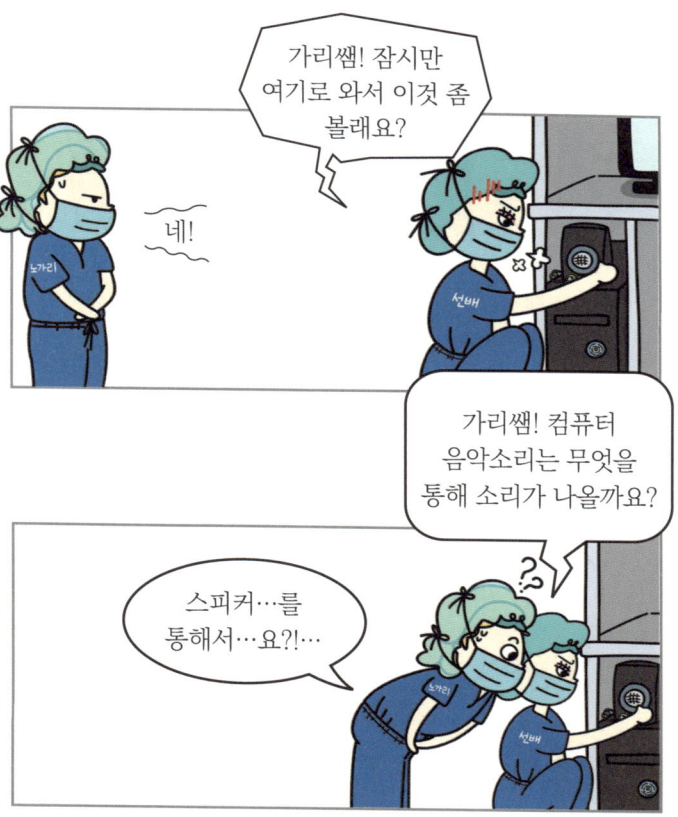

나의 대답을 들은 후, 선배 간호사는 손가락으로 스피커를 가리켰다. 하지만 나는 스피커를 아무리 보아도 잘 못 된 점을 찾지 못했고, 갸우뚱한 표정을 지으며 선배 간호사의 얼굴을 조심스레 쳐다보았다. 그러자 선배 간호사의 웃음이 빵 터지고 말았다.

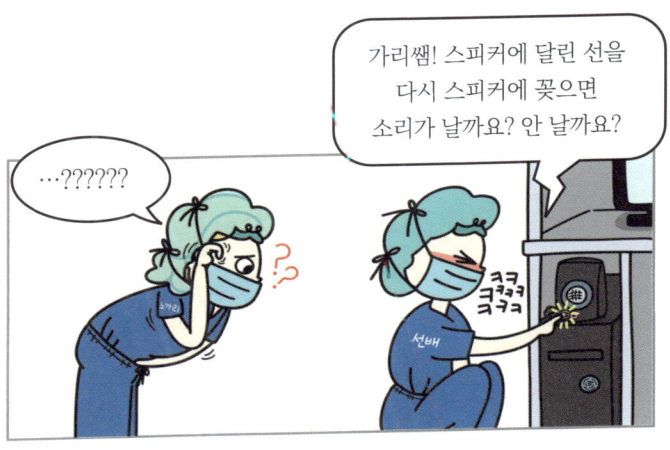

 갑자기 선배 간호사가 왜 이런 질문을 나에게 하는지 이해할 수 없었다. 왜냐하면 스피커 선은 잘 연결되어 있었고, 볼륨도 최대였기 때문이다.

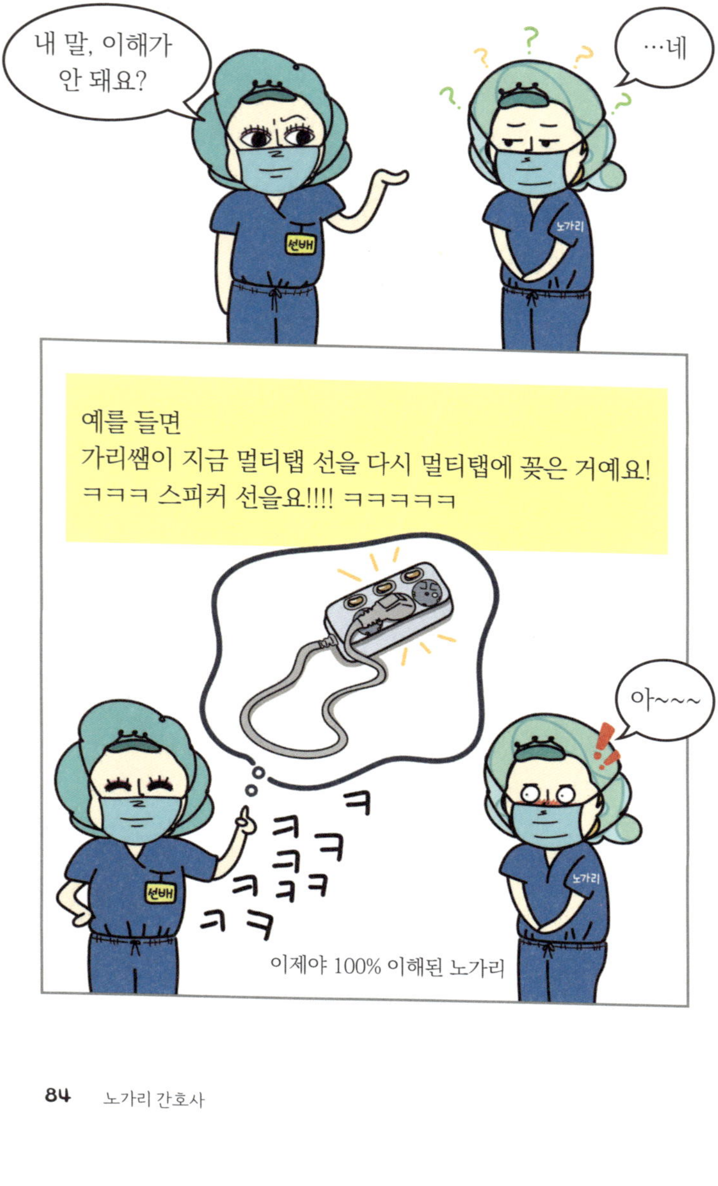

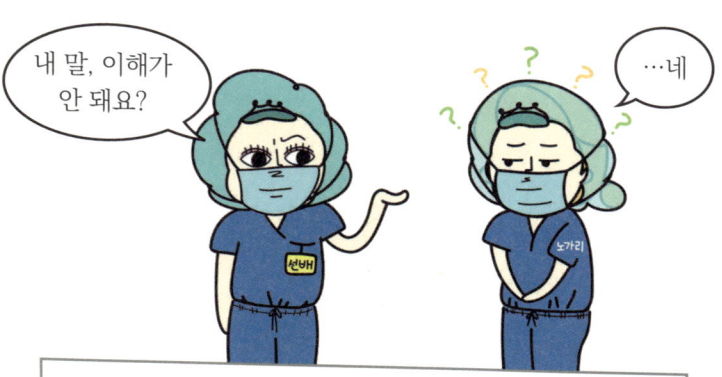

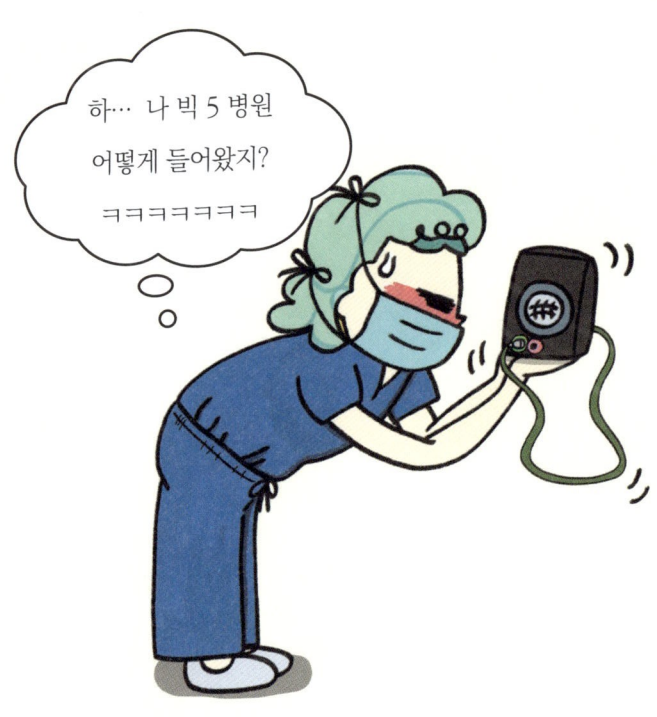

세월 앞에 장사 없듯, 긴장 앞에 장사 없다.

by. 노가리 간호사

10. 노가리 안에 너 있다!

 나는 내향적이고 말주변이 없는 편이라 마취과가 원티드 부서였다. 하지만 아쉽게도 수술실로 부서배치가 되어버렸고, 수술실 간호사는 의사와 함께 장시간 동안 일을 해야 한다는 부담감이 있었지만 수술실에 부서배치 된 동기들이 많이 있어 그나마 다행이라 생각되었다.
 첫 출근 후 알게 된 사실이지만, 그 많던 수술실 동기들은 성형외과, 일반외과, 흉부외과 등 다양한 외과 파트로 뿔뿔이 흩어지게 되었고, 나와 함께 일반외과로 배치된 동기 두 명

조차도 일반외과의 세부 분과로 나뉘어 배치가 되었다. 이런 상황에서 나는 무인도에 혼자 남겨진 기분이었고, 앞으로 어떻게 헤쳐 나가야 할지 막막하고 걱정되었다.

신규 간호사 트레이닝 기간 동안 수술과정이나 수술기구 등 외워야 할 것들은 산더미였다. 퇴근하고 나면 내 몸은 녹초가 되어 있었지만, 쉴 새 없이 수술실 공부를 해야만 했다. 그러다 보니 쉬는 것도 아닌, 공부하는 것도 아닌 하루를 매일 보내야만 했다. 그렇게 이 시간들이 끝나지 않을 것 만 같았지만, 신규 트레이닝 기간은 어느새 막을 내렸고 수술실 신규 간호사로 두려움 반, 설렘 반으로 독립하게 되었다.

나는 일반외과의 분과인 HBP[1](간담췌외과)의 수술실 간호사였기 때문에 HBP 수술 중 제일 간단한 수술에 속하는 복강경 담낭절제술부터 Scrub을 시작하게 되었다. 그리고

---

1 HBP(Hepatobiliary and pancreatic surgery): 간담췌 외과

수술할 때 의자에 앉아서 집도의에게 수술기구를 주다 보니 생각보다 다리도 덜 아팠고, 조금은 할 만하게 느껴졌다.

평소처럼 오늘도 복강경 담낭절제술의 Scrub으로 들어갔고, 수술하는 동안 실수 없이 수술기구를 잘 준 덕분에 좋은 분위기 속에서 수술도 잘 마무리되었다. 집도의 교수님은 아침부터 기분 좋은 일이 있으셨는지 처음으로 나에게 잘했다며 칭찬해 주셨고, 수술 중에 벗어 놓았던 수술화를 신으며 수술방을 나갈 준비를 하셨다. 그러다 교수님은 수술화 한 짝이 사라진 걸 알게 되셨고, 혼잣말로 '신발이 어디 갔지?'라며 수술화를 찾기 시작하셨다.

교수님이 수술화 한 짝을 찾지 못하자, 펠로우(전문의), 전공의, 선배 간호사까지 수술포를 들추어가며 교수님의 신발을 함께 찾기 시작했다. 수술이 끝난 상태였기 때문에 나도 수술상을 구석으로 밀면서 신발을 찾아보았지만 귀신이 곡할 노릇이었다. 신발은 어디에도 보이지 않았다.

내가 모든 수술상을 완전히 뒤로 물리자 갑자기 선배 간호사가 큰소리로 외쳤다!

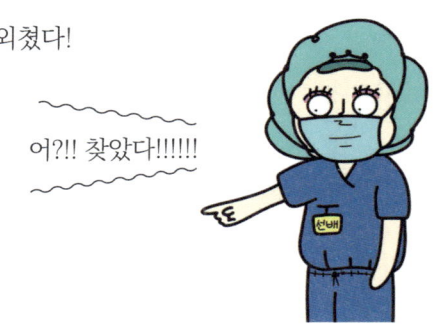

선배 간호사가 가리키는 손가락 방향으로 수술실에 있던 모든 사람들의 시선이 한 방향으로 향했고, 그 시선은 내 쪽을 향하고 있었다. 그래서 나도 내 주변을 살펴보았지만, 교수님의 수술화는 어디에도 보이지 않았다. 그러자 선배 간호사가 나를 향해 말했다.

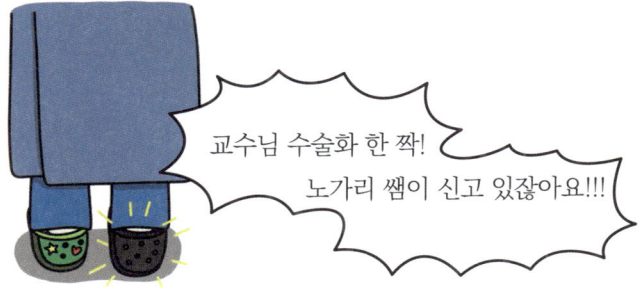

알고 보니 범인은 바로 나였다. ㅋㅋㅋㅋㅋ

나도 모르는 사이에 교수님의 수술화 한 짝을 내가 신고 있었고, 내 신발은 열 걸음이나 떨어진 구석에 쳐 박혀 있었다.

나는 얼른 신발을 한 짝을 벗어 교수님께 돌려드렸고, 교수님은 신발을 신으면서 나에게 한 마디 하신 후 수술방을 나가버리셨다.

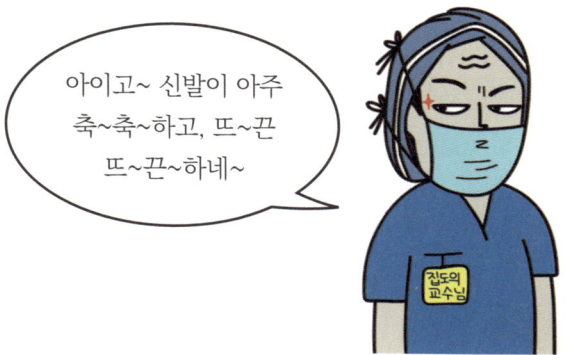

교수님이 수술방을 나가자마자, 선배 간호사는 나에게 '교수님의 수술화를 왜 신고 있었는지?', 그리고 '교수님 수술화를 신고 있었을 때, 신발이 크다는 걸 못 느꼈는지?'등 쉴 새 없이 물어보았고, 나는 선배의 질문에 이렇게 대답했다.

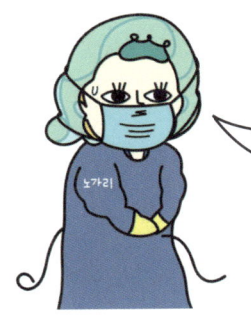

아… 저도 교수님처럼 발에 땀이 많아서, 수술 중에 신발 한 짝씩 번갈아가며 벗고 있었거든요…

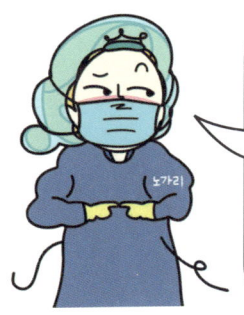

그리고 제가 여자치고 발도 큰 편이고, 발에 땀이랑 무좀 때문에 수술화를 두 치수 큰 거로 신고 다니거든요… 그래서 교수님 신발 신었을 때 제 신발인 줄 아랐…

수술실 멸균 꿈나무이자! 여자로서, 원치 않는 '무좀밍아웃'이었다. 오늘은 실수 안 해서 수술 분위기도 좋았고, 처음으로 칭찬도 받았는데… 이 정도면 내 안에 실수 DNA가 탑재되어 있는 게 아닐까 싶다.

아무튼 내 수술화 한 짝이 스스로 어떻게 저 멀리 까지 걸어가, 구석에 놓여있게 되었는지는 아직도 수술실 7대 미스터리 중 하나다!

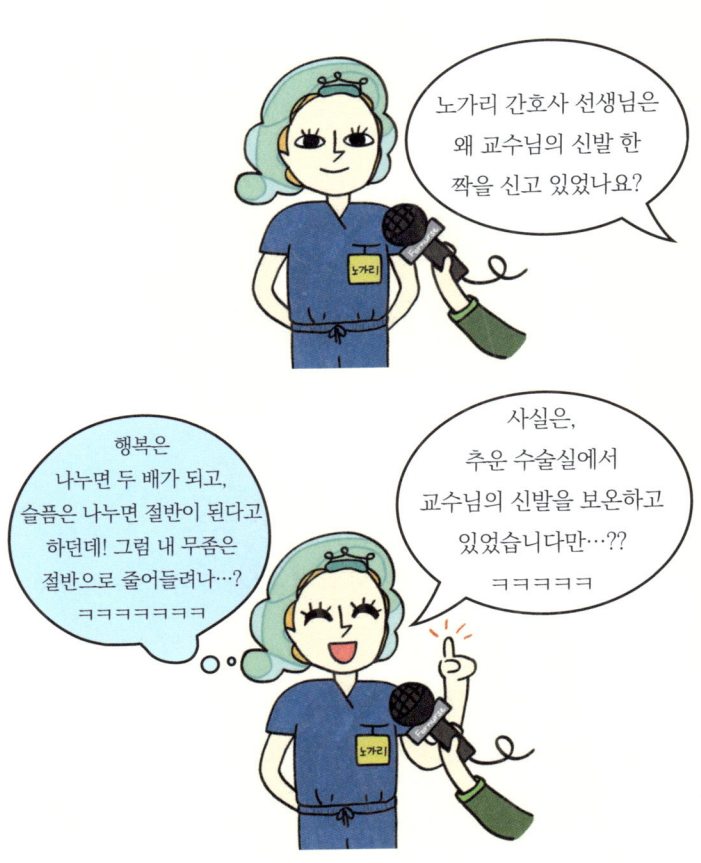

주어진 삶을 살아라. 삶은 멋진 선물이다.
거기에 사소한 것은 아무것도 없다.

by. 플로렌스 나이팅게일

11. 노가리는 한 개 국어

　꿈에 그리던 상급종합병원에 입사하여 원티드였던 수술실로 부서배치를 받아, 독립한 지도 벌써 6개월이 다 되어 간다. 간호 학생 때부터 바라왔던 상급종합병원의 수술실 간호사이지만, 실제로 수술실 간호사가 되어 일을 해보니, 병원 실습 때 보고 느꼈던 것과는 많이 달랐다. 그리고 생각했던 것보다 훨씬 더 힘들었던 탓에 퇴사하고 싶었던 순간들도 한두 번이 아니었다. 힘들게 준비하여 취업한 병원이기에 오늘 하루만이라도 견뎌 보자며 하루살이처럼 버텨냈을 뿐인데, 이 하루가 차곡차곡 쌓여 반년이 되었고, 어느새 보니 나는 반년 차 신규 간호사가 되어 있었다.

앞으로 배워나가야 할 Major OP[1]들이 많이 남아 있지만, 지금까지 배워 온 수술들은 거의 다 터득하여 익숙해져 있는 상태였기 때문에 현재로서는 Scrub[2]으로 들어가도 실수 없이 잘 해내고 있는 중이었다. 하지만 실수는 예상치 못한 방법으로, 예상치 못한 때에 나를 찾아왔다.

아페 (Appendectomy[3])처럼 콩글리시로 뺨빼, 뺨빼리라고 줄여서 부르기도 하는 Panperitonitis[4] 환자의 응급 수술이 생겨 나이트 근무 때 Scrub으로 들어가게 되면서 하게 된 웃픈 실수였다.

---

1 Major OP (Major Operation): 대수술
2 Scrub (Scrub Nurse): 소독 간호사
3 Appendectomy: 충수절제술
4 Panperitonitis: 전복막염

GS[5]에서 환자들의 밤빼 원인은 다양하지만, 오늘 응급 OP의 경우에는 ileus[6]로 인한 Bowel perforation[7]으로, Sepsis[8] 때문에 응급 수술이 진행된 케이스였다. 이전에 몇 번 들어가 보았던 ileus 수술이라 큰 부담감 없이 Scrub을 하게 되었다. 응급으로 수술을 받게 된 노인 환자의 배는 ileus으로 인해 배가 빵빵하게 부풀어 올라, 만삭 임산부의 배처럼 커진 상태였기 때문에 환자의 수술은 빠르게 준비되어 시작되었다.

배를 열자 환자의 배안은 대변으로 범벅되어 있었고, 집도의는 변으로 범벅된 복강을 세척한 뒤, 유착되어 장이 폐색된 지점을 확인한 후, Small bowel[9]의 한 부분을 절개하여 ileus로 인해 쌓여 있던 변을 빼내기 시작했다. 그러던 중 Small bowel의 어느 부위에서 장을 부드럽게

---

5 GS(General Surgery): 일반외과
6 ileus: 장폐색
7 Bowel perforation: 장천공
8 Sepsis: 패혈증
9 Small bowel: 소장

짜도 쌓여있던 대변이 나오지 않자, 집도의는 대변이 한가득 차서 빵빵해진 Small bowel이 손상되지 않도록 조심스레 엄지와 검지 그리고 중지로 마사지하듯 눌러가며 Small bowel의 막힌 부분을 뚫기 위해 씨름하기 시작했다. 잠시 후 Small bowel 안을 막고 있던 딱딱한 대변이 나왔고, 그 뒤로 동글동글한 변들이 다시 줄줄줄 넘쳐 나오기 시작했다.

집도의는 Small bowel을 막고 있던, 돌 같이 딱딱한 대변 덩어리를 나에게 주며 Specimen[10]으로 보내자고 말했고, 수술 필드를 보며 "배 조여!"라고 말했다.

집도의가 나에게 환자의 배를 조이라는 달에, 어찌해야 할 바를 몰라 순간 당황하고 말았다. 보통 Scrub Nurse는 환자의 수술이 이루어지는 수술 필드에 직접적인 Assist를 하지 않기도 하고, 이 일은 의사가 하는 업무에 포함되기 때문이다. 그리고 전공의도 앞에 있는데 왜 굳이 나에게

---
10 Specimen: 적출된 조직

환자의 배를 조이라고 하는 건지 이해할 수 없었지만, 그 상황에서 신규 간호사인 나는 거절할 수 없었다. 그 짧은 시간에 많은 생각들이 스쳐 지나갔지만 내가 서있는 각도에서 Small bowel을 조여야만 환자의 변이 더 잘 나오나 보다는 생각을 하게 되었고, 환자의 장을 조이는 걸 돕기 위해 수술 필드로 손을 뻗치는 순간!

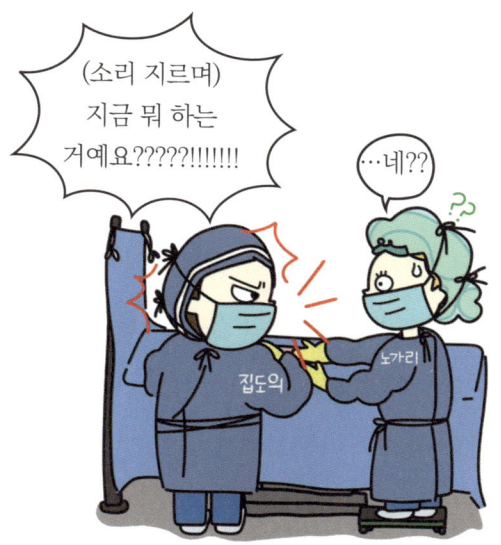

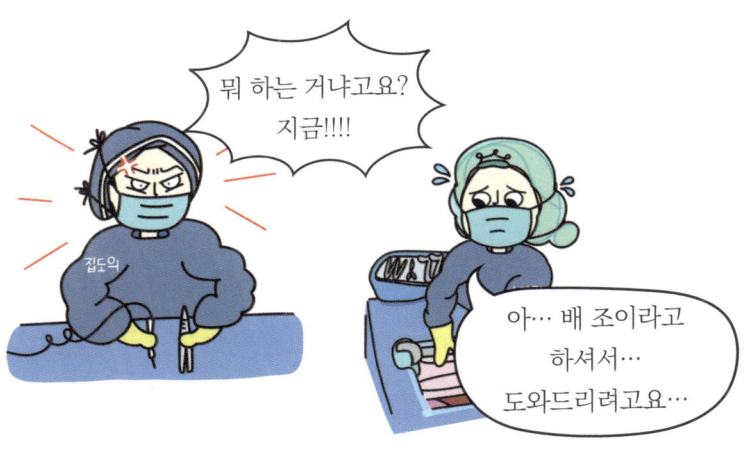
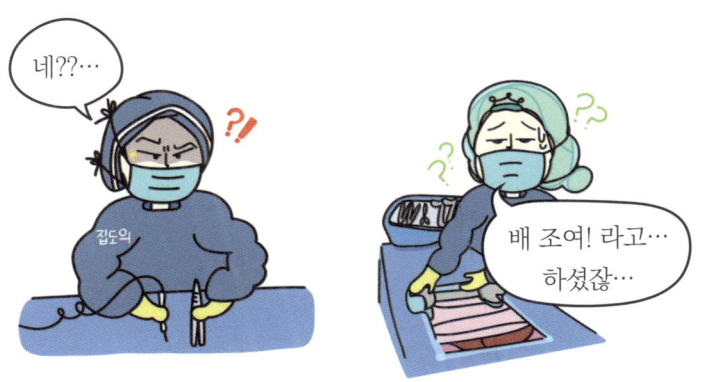

11. 노가리는 한 개 국어

옆에서 Circulation Nurse[11]를 하고 있던 선배 간호사가 나 대신 집도의에게 신규 간호사라 잘 몰라서 그렇다며 죄송하다고 말한 후 알고 보니, 집도의가 장을, 그러니까 배를 조여 달라고 했던 게 아니었다.

Small bowel을 막고 있던 덩어리가 위석이었고, 위석이 의학용어로 베조아(Bezoar)였던 것… ㅋㅋㅋㅋㅋ

수술이 끝날 때까지 분위기는 싸했지만 수술은 무사히 종료되었고, 수술이 정리되자 선배 간호사가 나에게 말을 걸어왔다.

---

11 Circulation Nurse: 순환 간호사

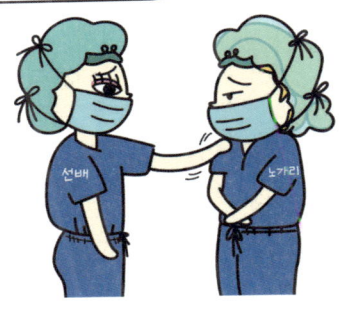

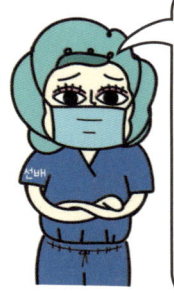

이렇게 하나씩 배워 나가는 거죠. 뭐! 차라리 지금 Bezoar를 아는 게 났지, 만약에 선생님이 1년 차 되었을 때 후배들 앞에서 오늘 같은 일이 있었다면, 정말 뛰쳐나가고 싶었을 거예요. 부끄러워서… 아무튼 신규 땐 알고 하든, 모르고 하든 실수해도 '신규니까 그렇지'라며 몇 마디하고 잊어버리니까 너무 마음 쓰지 않아도 돼요.

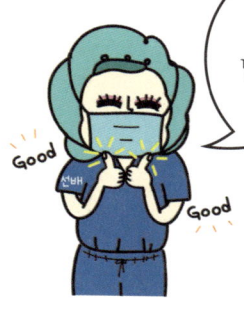

선생님 지금 넘치게 잘하고 있어요!!!

    오늘 했던 실수로 인해, 수술이 끝난 후 선배 간호사에게 독립한 지 6개월이나 됐는데, Bezoar도 모르고 Scrub 들어왔냐며, 요즘 공부 안 하냐며 엄청 혼 날 줄만 알았다.

하지만 예상치 못한 위로의 말들로 인해 마음 한편이 따스해졌고 나에게 위로와 격려가 필요한 시점이었단 걸 깨닫게 되었다. 생각해 보면, 병원 업무를 적응하느라 여유가 없다는 핑계로 지금까지 방치해 두고 있었던 내 마음에게 미안해졌다. 이제부터라도 내 마음을 돌보며, 나 스스로를 믿고 응원해 줘야겠다.

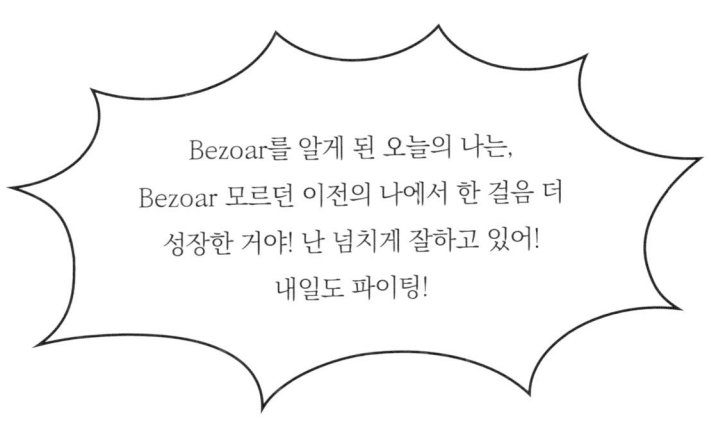

Bezoar를 알게 된 오늘의 나는,
Bezoar 모르던 이전의 나에서 한 걸음 더
성장한 거야! 난 넘치게 잘하고 있어!
내일도 파이팅!

세상에는 두 종류의 노가리 간호사가 있어!

Bezoar를 알기 전 노가리 간호사와 Bezoar를 알고 난 후 노가리 간호사!

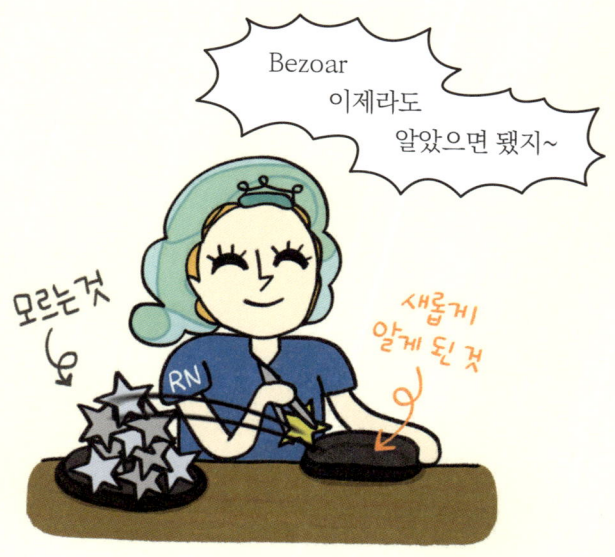

학습할 수 있는 능력은 선물이며,
배울 수 있는 능력은 기술이고,
배우려는 의지는 선택이다.

by. Brian Herbert

12. 미용실 가운

 오늘 수술실로 실습 나온 의대생들을 보면서, 제발! 내가 있는 수술방으로 우르르 몰려오지 않기를 간절히 빌었다. 혹여나 의대생들 앞에서 Scrub을 하다가 실수해서 혼나게 된다면, 마치 내가 동물원의 원숭이가 된 마냥 의대생들에게 단체로 구경당하는 느낌이 들 것만 같아서이기 때문이다.

 다행히도 의대생들은 인원이 많아서인지 GS(일반외과) 구역에 있는 6개의 수술방에 한 명씩 나뉘어 배정된 것 같아

보였다. 그중 한 명도 내가 있는 수술방으로 들어왔고, 입구 구석에서 병풍처럼 서서 수술이 시작되길 기다리고 있었다. 그 모습을 보면서 '간호대학생이나 의대생이나 실습을 나가면 병풍처럼 서 있는 건 다~ 비슷하구나'라는 생각이 들었고, 낯선 환경 속에서 긴장하고 있는 의대생의 모습을 보니 동질감이 느껴져 말이라도 걸어 주고 싶었지만 현실은 내 코가 석자였다.

잠시 후 수술이 시작되었고, 집도의 교수님은 멀뚱히 서있던 의대 실습생에게 수술복을 입고 들어와 개복 수술을 가까이서 참관할 수 있도록 해주었다. 스크럽 중이었던 나는, 손을 씻고 들어온 의대생에게 닦을 것을 준 뒤 의대생이 수술복을 쉽게 입을 수 있도록 접혀있던 수술복을 펼쳐 주었다.

그러자 의대생은 모두가 놀랄 정도로 거침없이 능수능란하게 수술복을 입었고, 그 모습을 본 집도의 교수님은 의대생에게 한마디 던졌다.

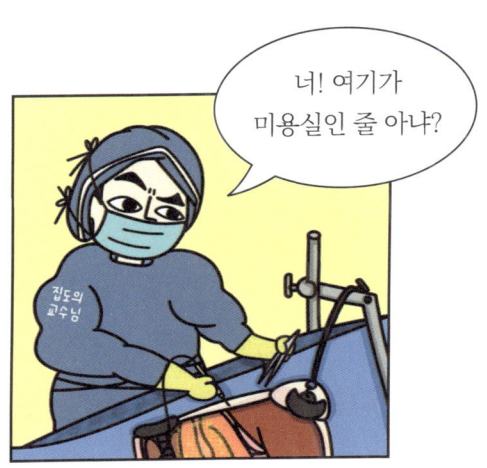
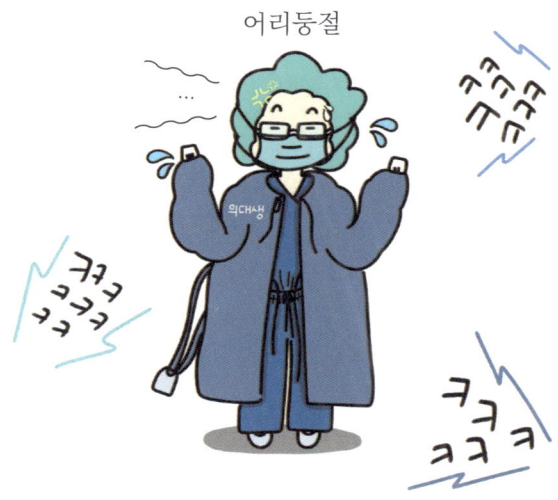

집도의 교수님이 그렇게 말했던 이유는, 의대생이 수술복을 미용실 가운 걸치듯 입었기 때문이었다. 하지만 의대생은 긴장한 탓에 상황파악이 안 되어 어리둥절한 표정을 짓고 있었고, 옆에서 보고 있던 선배 간호사가 수술복은 재킷 입듯 뒤로 입는 게 아니라 앞으로 입는 거라며 알려주었다. 그제야 이해했다는 듯 부끄러운 표정을 지으며 수술복을 벗기 시작했다. 의대생은 다시 수술복을 입기 위해 손을 씻으러 나갔고, 적막했던 수술실 분위기는 의대생 덕분에 화기애애해졌다.

그 화기애애한 분위기 속에서 한편으로 나는 엄청난 위로를 받게 되었다. 그 이유는 실습 나온 의대생이 SKY대학에 속하는 의대생이었기 때문이다.

의대생을 보면서 문득, 아무리 똑똑한 사람이라 할지라도 처음은 누구에게나 공평하다는 생각이 들었다. 처음이라는 이유 때문에 실수를 하기도 하고, 처음이라는 상황 때문에 긴장하다 보면 아는 것도 생각나지 않아 누구든지 실수할 수 있기 때문이다.

 그러고 보면 나에게 수술실이라는 환경은 익숙했지만 입사 후 지금까지 점점 어려운 수술을 단계별로 배워 나가야 했기 때문에 약 6개월의 시간은 익숙함이 아닌 '처음의 연속성'이었다는 것을 깨닫게 되었다. 그리고 매일같이 했던 나의 실수는 실수라고 하기보단 성장을 위한 시행착오였고, '관점의 전환'이 필요했다는 것도 깨닫게 되었다. 그리고 정말 중요한 건, 내가 6개월 전에 했던 실수를 지금은 하지 않고 있다는 것이다. 이렇게 조금만 관점을 바꾸어 나를 돌아보았을 뿐인데, 나의 가능성에 대한 믿음이 생겼고, 뭐든지 열심히 하면 나도 해 낼 수 있다는 용기가 생겼다.

 집도의 교수님이 아무 말 없이 손만 내밀어도 수술에 필요한 기구를 손에 착! 감기게 줄 수 있는 나를 기대하며 오늘도 힘내자! 지금도 난 성장하고 있으니까.

당신이 할 수 있다고 믿든

할 수 없다고 믿든

믿는 대로 될 것이다.

by. 헨리 포드

13. 예상 밖 실수

　18℃로 유지되고 있는 수술실의 온도가 무색하게도, 집도의에게 수술 기구를 주는 동안 얼마나 진땀을 뺐는지 모른다. 그렇게 Scrub Nurse[1]의 간호업무는 엉겁결에 마무리가 되었고, Circulation Nurse[2]로 교대가 되었다.

　수술에 필요한 물품의 위치를 다 외우고 있어서 그나마 할 만하다고 생각했었는데, Circulation Nurse로 교대 후 정말 예상치 못한 실수를 하게 되었다. 같은 상황에서 데이

1　Scrub Nurse: 소독간호사
2　Circulation Nurse: 순환간호사

근무였더라면 아무런 문제가 되지 않았을 일인데, 이브닝 근무라서 문제시되어 선배 간호사에게 엄청 혼나게 되었다.

Exploratory Laparoscopy[3]라는 수술명으로, 수술 중에 프로즌 검사를 위해 환자의 검체가 나왔고, 나는 평소처럼 에어슈터로 병리과에 검체를 보냈다. 그런데 이상하게도 오늘은 아무도 프로즌 결과를 기다리거나 물어보지 않았다. 수술이 끝나자 Scrub을 했던 선배 간호사에게 오늘은 왜 프로즌 결과를 기다리지도, 물어보지도 않고 수술이 끝나버렸냐고 묻자 선배 간호사는 이렇게 대답했다.

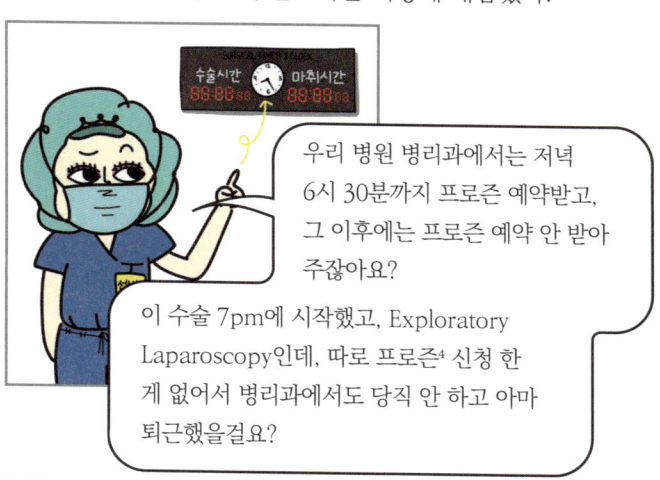

우리 병원 병리과에서는 저녁 6시 30분까지 프로즌 예약받고, 그 이후에는 프로즌 예약 안 받아 주잖아요?

이 수술 7pm에 시작했고, Exploratory Laparoscopy인데, 따로 프로즌[4] 신청 한 게 없어서 병리과에서도 당직 안 하고 아마 퇴근했을걸요?

---

3 Exploratory Laparoscopy: 탐색적 복강경
4 프로즌 검사 (Frozen section biopsy): 동결절편검사

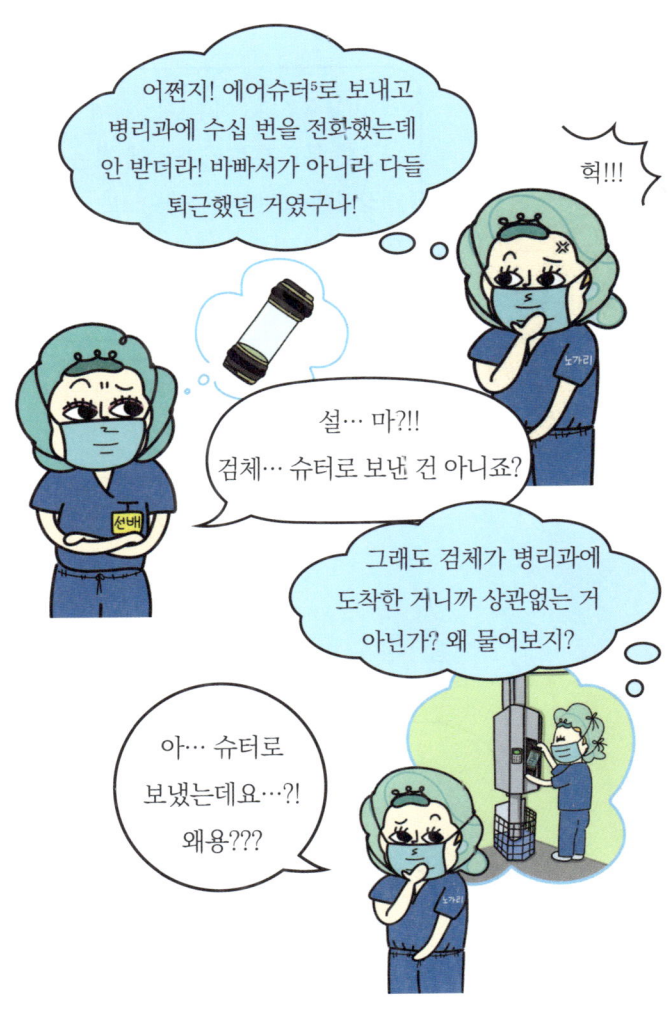

5 에어슈터 (Air shooter): 기송관 (운반함에 검체나 물품을 넣어 공기의 압력으로 운반하여 사용하는 장치)

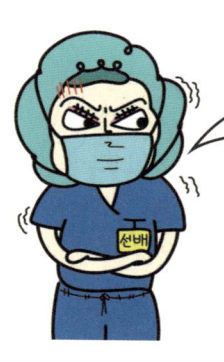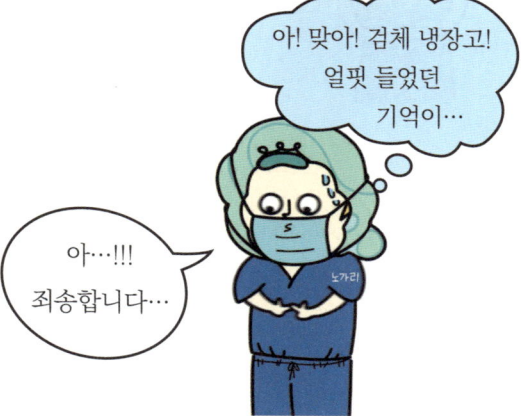

냉장보관 하지 않고, 슈터로 보낸 검체는 이미 병리과로 도착한 지 오래라, 'bye-bye'를 해야만 했고, 선배 간호사에게 내 영혼도 탈탈 털려 나의 Mental과도 'bye-bye'해야만 했다.

검체 보관의 원칙은 냉장보관이지만, 정말 다행히도 다음날 아침에 병리과에서 프로즌을 해 주었다는 걸 나중에 알게 되었다. 내가 최초로 Start를 끊은 이 실수 덕분에, 몇몇 동기들도 이번에 처음 알았다며, 나의 희생으로 실수를 면해서 고마워했고, 조금은 슬프지만, '수많은? 동기들의 생명을 지켰다.'라고 좋게 생각하기로 했다.

그… 그래…
내 실수 덕분에 누군가가 덜 혼나서 행복해질 수만 있다면,
오… 오늘도 파이팅!

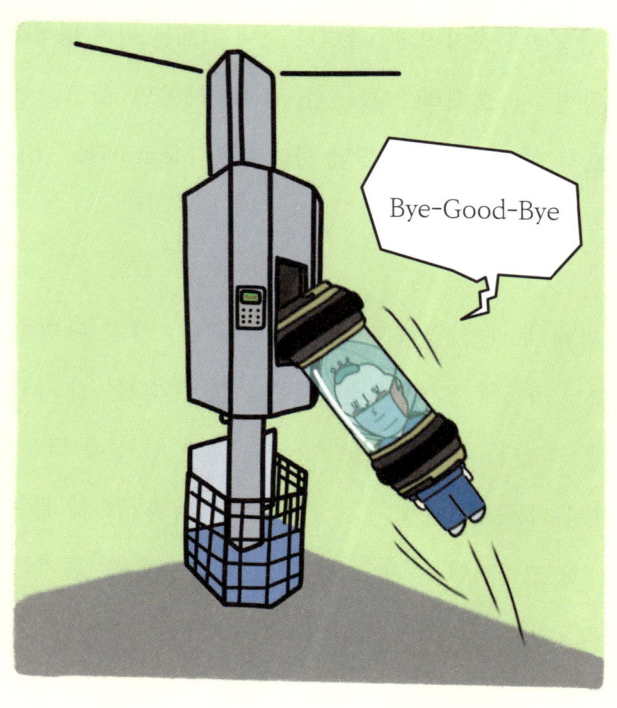

가능하다면 다른 사람의 실수를 통해

내 실수를 예방하는 것이 좋다.

by. 워런 버핏

14. 병원 전래동화

 신규 트레이닝을 마치고 독립하여 짧으면 짧고, 길면 길다고 할 수 있었던 약 한 달의 기간 동안, 내가 실수했을 때 집도의 교수님들의 반응은 정말 다양했다. 그중 짜증을 내거나 소리치는 것보다 더 무서웠던 적은, 아무 말 없이 차갑고 무섭게 째려보거나 수술이 끝날 때까지 계속 한숨만 쉬는 경우였다. 사실, 한숨만 계속 쉬는 타입은 무섭다고 하기보단 사람의 진을 쫘악 빠지게 만드는 타입이었다. 물론, 실수해도 유머러스하게 말하며 격려해 주었던 집도의 교수님들도 있었지만 말이다.

 같은 수술이라도 집도의마다 스타일이 다르고, 사용하는 수술기구도 다른 데다가, 내가 신규든 말든 필요한 수술기구를 말하지 않고 손만 내미는 경우가 많았다. 사실 이 부분은 Scrub 간호사가 어느 경지에 올라야지 할 수 있는 의사와의 파트너십이기 때문에 신규인 나는 어떻게 해서든 수술기구를 순서에 맞게, 용도에 맞게 무조건 외워가는 수밖에 없었다.

 그리고 환자의 중증도에 따라, 수술 Procedure가 조금씩 바뀔 수 있기 때문에, 예상치 못한 상황이 발생하게 되면 수술기구를 잘 못 건네거나 버벅 거리게 되어 결국 수술하는 내내 집도의의 짜증을 받아내며, Scrub을 해야만 했다.
 그렇게 '응사'라는 단어만 머릿속에 한가득 하던 어느 날,
 내가 실수할 때면 항상 한숨만 쉬던, 한숨 교수님께서 기분 좋은 일이 있으셨는지, 평소에는 신경도 안 쓰던 인턴에게

이번 달에 새로 왔냐며 관심을 보이기 시작했다. 한숨 교수님은 인턴에게 긴장 풀라며 본인의 동기의사가 겪었던 이야기를 해주셨는데, 정말 생각지도 못한 상황에서 그 이야기를 듣고 마음의 위로를 받게 되었다.

선배 간호사로부터 나중에 듣게 된 사실이지만, 한숨 교수님의 기분에 따라 매번 새로 오는 인턴들에게 똑같이 해주는 이야기라고 했다. 아무튼 한숨 교수님이 본인의 동기 의사한테 들었던 이야기는 이렇다.

한숨 교수님의 동기의사는 새로 온 인턴과 펠로우(전문의)와 함께 개복 수술을 하고 있었다고 한다. 수술 시야를 확보하기 위해서 환자의 다리 쪽에 서있던 인턴에게 집도의였던 동기 교수님은 이렇게 말했다고 한다.

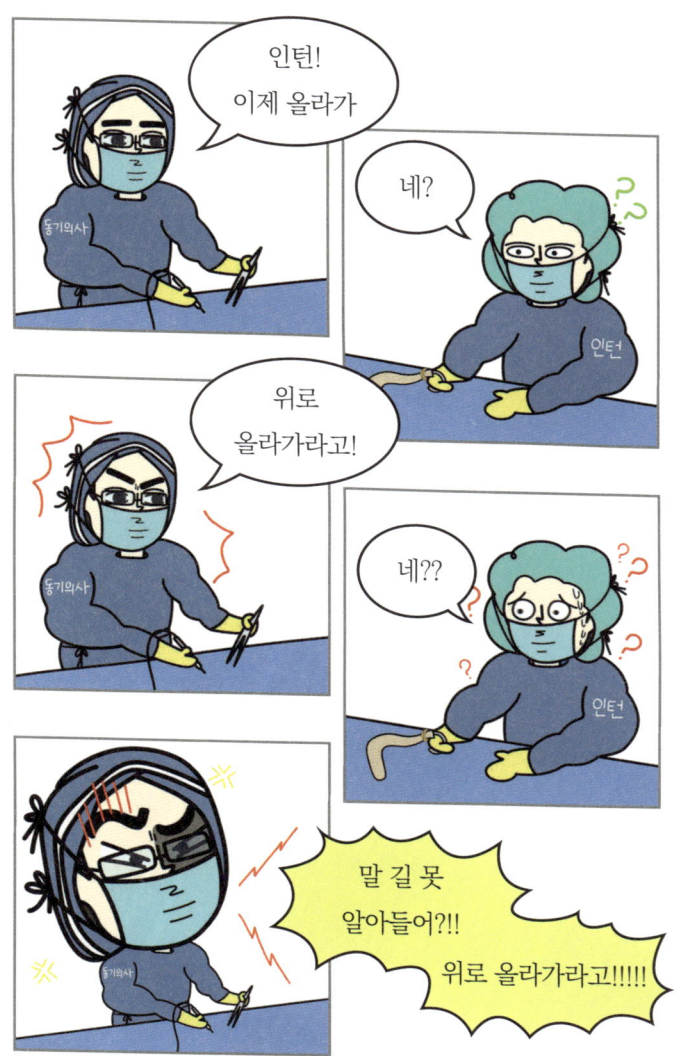

이렇게 같은 말을 몇 번이나 더 주고받았고, 결국 인턴은 자신의 발치 쪽에 있던 발판을 이용해 순식간에 수술 침대 위로 올라갔다고 한다. 그 광경을 본 동기 교수님은 기겁하며 욕설 난무했고, 인턴은 바로 수술장에서 퇴출되었다고 한다.

모든 병원의 수술실이 그런지는 모르겠지만, 우리 병원도 '아래로 가' 또는 '위로 올라가'라는 말은 환자를 기준으로, 환자의 발치나 머리맡 쪽으로 자리를 옮겨서 수술 필드가 잘 보이게 몸속의 다른 장기를 Traction 즉, 견인하라는 의미로 쓰이고 있다.

사실 인턴 입장에서도 무균술을 지켜야 하는데, 환자 위로 올라가라고 했을 때 수술침대 위라고 생각해서 이해가 되지 않았던 것 같다. 그리고 인턴은 12개월 동안, 매달 새로운 과의 병동과 수술실을 돌며 배우기 때문에 매달 신규가 되는 샘이다. 아마도 이야기 속 인턴은 3월에 입사해서 수술실 문화나 언어를 잘 몰랐던 것이 아닐까 싶다.

한숨 교수님이 새로 온 인턴에게 해주었던 이야기를 들으면서 똑똑해도 새로운 걸 배울 때는 실수를 할 수밖에 없고, 긴장하다 보면 상식적으로 이해할 수 없는 실수도 하게 된다는 걸 새삼스레 깨닫게 되었다.

얼굴 한번 본 적 없는 인턴이지만 그 인턴 선생님도 잘 버텨서 멋진 의사가 되었겠지?! 어쩌면 지금쯤 멋진 Surgeon이 되어 '왕년에 나는 말이야~ 수술대 밟고 올라갔었어!'라며 우왕좌왕 실수하는 있는 인턴을 위로하고 있을지도!!

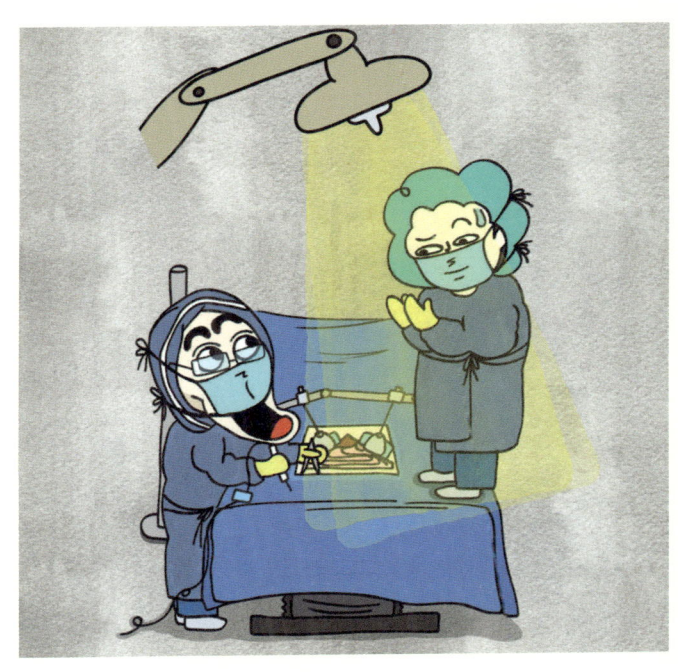

배움이란

일생 동안 알고 있었던 것을

어느 날 갑자기

완전히 새로운 방식으로 이해하는 것이다.

by. 도리스 레싱

15. Airway phobia[1]

    간호사 국가고시를 마치고 병원 입사 전까지 하루하루가 너무 더디 가서 동네 병원 알바라도 해야 하나? 라며 고민만 하다가 결국 3개월이 지났고, 어느새 정신 차려보니 신규 간호사로 마취과에 배치 받아 트레이닝을 받고 있는 나를 발견했다. 그때 그 시간들을 좀 더 소중히, 알차게 보낼걸! 지금은 그 시간들이 애타게 그립다.

---

1 phobia: 공포증

어느 누가 마취과는 꿀 보직이라고 했던가? 마취과로 부서 배치 받았을 때 들었던 '카더라'의 이야기로 인해 마취과로 배치되어 내심 좋았었지만, 입사하여 트레이닝을 받아 보니 마취과는 마취과만의 고충과 대인관계의 엄청난 스트레스, 그리고 상상 초월의 바쁨이 있었다.

사실 나도 학생 간호사일 때 병원 실습을 하면서 마취과 간호사는 다른 부서에 비해 나이트 근무가 적고, 업무 강도도 낮다고 생각했었다. 하지만 마취과 간호사가 되어 실제로 일을 해 보니, 정신없이 바쁠 뿐 아니라, 알게 모르게 힘을 써야 하는 일들도 많았다. 그리고 다른 부서로부터 은연중에 마취과 간호사는 앉아서 또는 놀면서 일한다는 눈초리와 오해를 받고 있다는 것을 신규 트레이닝을 받으며 자연스레 알게 되었다. 그렇기 때문에 마취과 간호사의 힘든 업무강도와 고충은 마취과 간호사만이 알 수 있는 부분이었다. 그래서 우리 부서는 서로 이해해 주며 으쌰 으쌰 하는 분위기였다. 정확히는 신규 간호사인 나만 빼고 말이다.

아직은 내가 신규 간호사로 독립한 지 얼마 되지 않아, 매 근무마다 시간이 되는 선배 간호사가 옆에서 환자가 마취되는 걸 함께 봐주었다. 오늘 마취할 환자는 몸무게는 120kg 나가는 환자였고, 원래는 척추 마취인 경막외 마취로 수술을 진행하려 했으나, 환자에게 마취가 되지 않아 전신마취로 급하게 바뀌게 되었다. 순간 나는 영혼이 나갔고, 선배 간호사는 어쩔 줄 몰라 하는 나에게 Airway를 가지고 오라고 말했다. 참고로, 우리 병원은 Oral Airway[2]를 크기에 따라 분류되는 숫자로 말하지 않고 색깔로 불렀다.

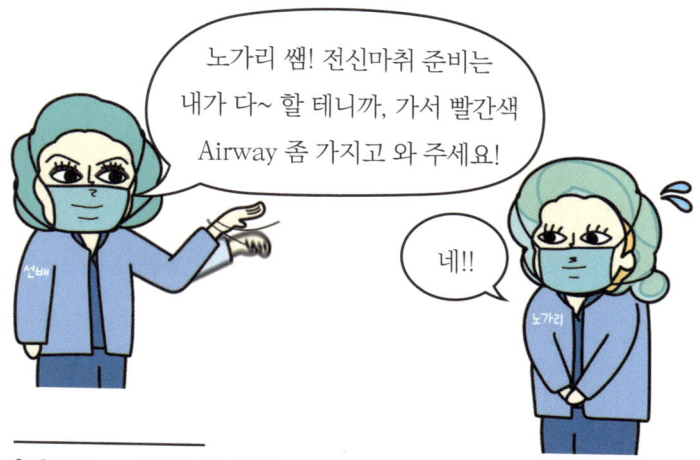

---

2 Oral Airway: 구인두(기도) 유지기

나는 빠른 걸음으로 준비실에 가서 빨간색 Airway를 찾기 시작했다. 너무 긴장된 상태였고, 전신마취로 바뀐다는 급박하다는 생각에 Airway가 어디 있는지 기억도 안 나서 모든 서랍을 다 열어 보았다. 하지만 찾지 못했고, 다시 한 번 더 모든 서랍을 열어가며 천천히 확인하자 빨간색 Airway가 눈에 들어오게 되었다. 나는 빨간색 Airway를 챙겨 수술방으로 향했고, 마취과 의사는 내가 들고 온 빨간색 Airway를 보자마자 한마디 던졌다.

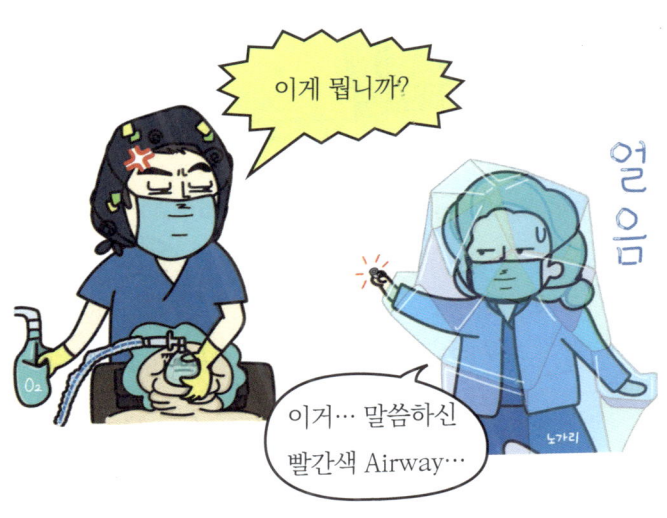

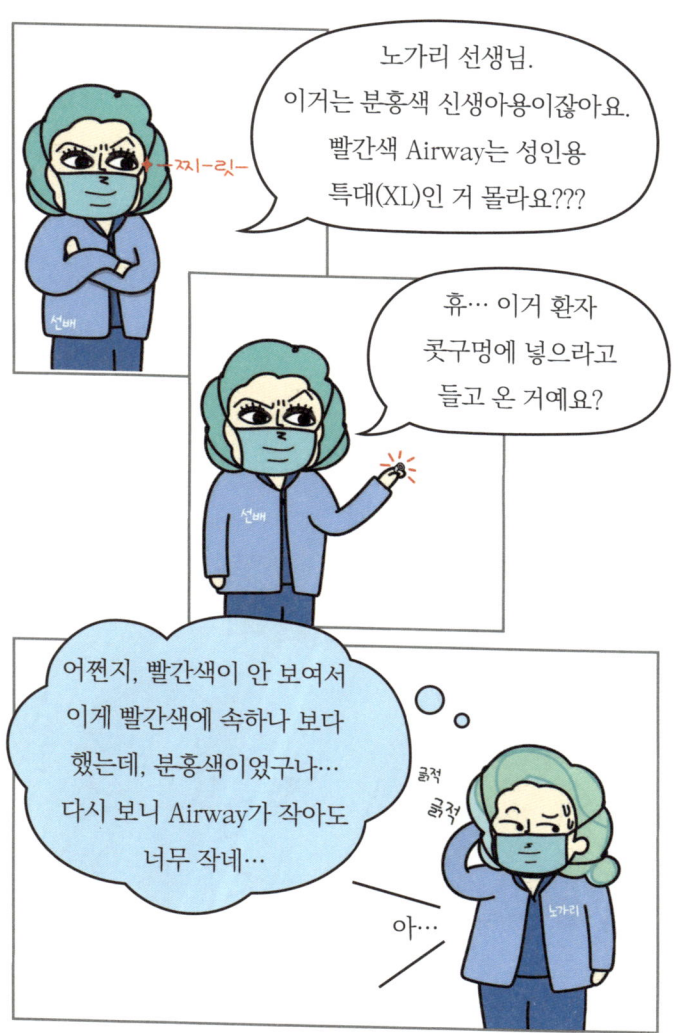

입사 후 두 달 만에 새롭게 알게 된, 아니 알고 있었던 것 같은데, 너무 초창기에 공부하고 써본 적이 없어 잊고 있었던 빨간색 Airway였다.

오늘 선배 간호사와 마취과 의사의, 그 매서운 눈빛!
이날 이후, Oral Airway 볼 때마다, 내 콧구멍이 섬뜩해졌다.

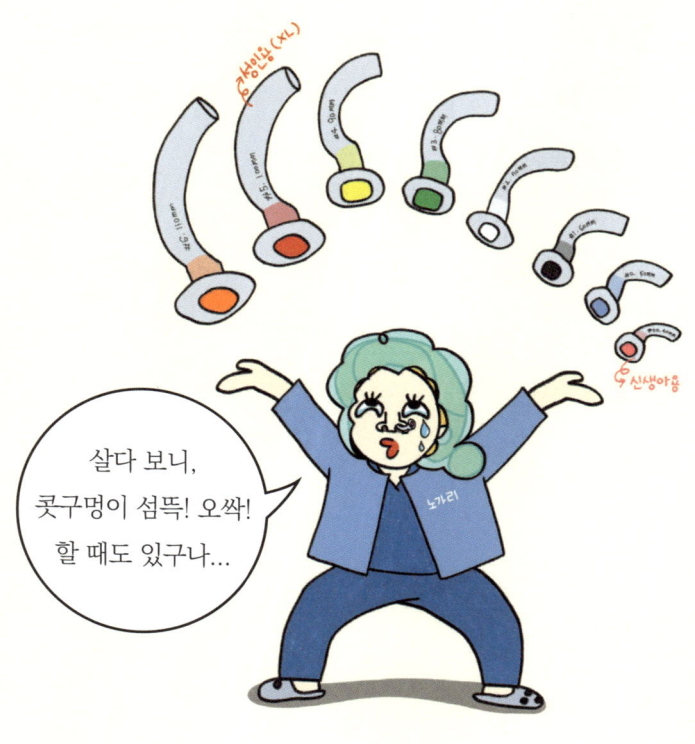

한 번의 실패와 영원한 실패를 혼동하지 마라.

by. F. 스콧 핏제랄드

16. 시간 해리증

 신규 트레이닝 후 독립한 지 3일째가 되던 날이었다. 정형외과 수술이었는데, 나는 경막외 마취에 필요한 물품들을 준비한 후 마취과 의사의 Assist를 하고 있었다. 옆에서 지켜봐 주던 프셉은 환자의 하반신 마취와, 수면 유도가 잘 된 걸 확인하자 무슨 일이 생기면 호출하라고 말한 뒤, 마취 준비를 위해 맞은편 수술방으로 건너갔다.

 잠시 후 수술은 시작되었고, 나는 환자 다리에 감긴

토니켓의 압력을 올렸다. 수술이 시작되고 조금 지났을까? 순환 간호사는 갑자기 집도의에게 '수고하셨습니다.'라는 말을 건넸다.

환자 V/S[1] 확인 후, 이제 겨우 마취기록을 하기 시작했고 아직 PCA[2]도 준비 못했는데, 갑작스러운 수술종료에 당황했지만 우선은 집도의에게 인사는 해야 할 것 같아서 나도 함께 인사말을 건넸다.

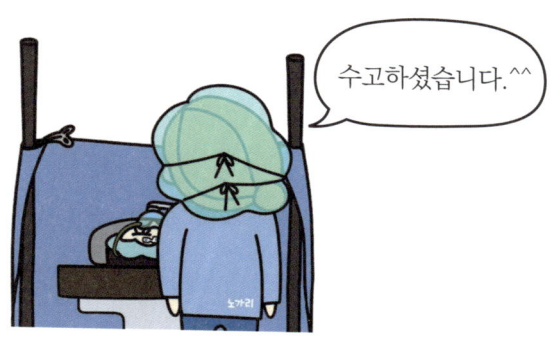

---

1 V/S(Vital Sign) : 활력징후 (혈압, 체온, 맥박, 호흡을 통틀어 이르는 말.)
2 PCA (Patient-Controlled Analgesia): 통증 자가 조절장치, 무통주사

내 말이 끝나자, 조용하던 수술방은 더 조용해졌고 싸늘한 무언가가 느껴졌다. 환자의 수술포 Tenting[3]을 넘어 수술방에 있는 모든 간호사, 의사들이 나를 무섭게 쳐다보고 있는 것이었다. 정확히 표현하자면, 정색하면서 나를 째려보고 있는 중이었다.

나는 상황 파악이 바로 되지 않았고, 천천히 수술 필드와 주변 사람들의 행동을 차례대로 훑어보았다. 그러고 난 후에야 어떤 상황인지 파악하게 되었고, 모두가 나를 왜 그렇게도 싸늘하게 쳐다보고 있었는지, 아니 째려보고 있었는지 알게 되었다.

그것은 바로, 수술 기록지에 첨부할 사진을 위해 피부 절개 전, 멸균된 종이에 환자 이름, 수술명, 어느 쪽 수술 부위인지 적은 후 수술 부위와 함께 사진을 찍으려던 것이었다. 결국,

---

3 Tenting : 수술대의 멸균 유지를 위해 환자 머리맡에 있는 위치해 있는 마취과 공간을 멸균 수술포로 천막 치듯 공간을 분리해 놓은 것.

'수고하셨습니다.'라는 우렁찬 나의 인사말 덕분에 차가운 수술실의 온도는 한층 더 차가워지고 말았다.

사실 오늘 뿐만 아니라 어제도, 그제도 몇 번이나 잘못 들었는지 모른다. 나중에 알게 된 사실이지만 마취과 선배 간호사들도 집도의의 마스크나, 자신의 귀가 수술모자에 덮여져 가끔은 집도의가 뭐라고 하는지 안 들릴 때가 있다고 한다. 하지만 선배 간호사들은 수술 시작 순서나, 집도의마다 수술에 따른 수술 침대 각도를 외우고 있어서 잘 안 들려도 짐작해서 맞춘다는 걸 알게 되었다.

아무튼, 나는 이 수술이 2시간 30분 정도 걸리는 수술이라는 걸 분명히 알고 있었는데. 순환 간호사의 '수고하셨습니다.'라는 말을 들었을 때 왜 의심하지 못했을까? 나 자신도 이해가 안 되는 나! 신규 간호사인 나의 모습은 나도 매일 새롭다. ^^;;

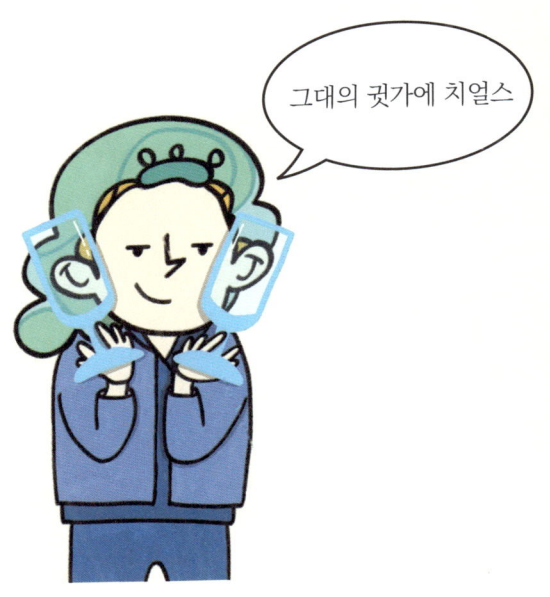

오늘 할 수 있는 일에 최선을 다하면

내일 한 걸음 더 나아간다.

by. 아이작 뉴턴

17. 일상의 예외

정신과 안정병동의 신규 간호사로 트레이닝을 받고 독립한지 한 달이 다 되어 간다. 간호 학생일 때 병원 실습을 통해 짧게나마 경험해 보았던 정신과이지만, 간호사가 되어 직접 일을 해보니 정신병원에서 실습했던 경험은 경험이라고도 말할 수 없었단 걸 요즘 들어 매일 느끼는 중이다.

왜냐하면 간호 학생이었던 나의 말 한마디나 행동들이 정신과 환자들의 건강과 치료에 직접적인 영향을 주지 않기도 했었고, 실습생으로서 환자와 가벼운 대화를 하거나 다양한 프로그램을 참여해 보는 정도가 다였기 때문이다.

아무튼, 나는 우리 병동에서 전무후무하게 실수 아닌 실수, 사고 아닌 사고를 치며 우리 병동의 역사에 남을 큰 획을 긋게 되었다.

오늘 조현병(Schizophrenia) 환자에게 먹는 약(PO med)을 준 뒤 약의 부작용 때문에 환자에게 물을 자주, 많이 마시라고 교육했다. 한두 세 시간쯤 지났을까? 모니터링하고 있던 선배 간호사는 환자가 병실 복도에서 쓰러졌다고 말했고, 나는 선배 간호사들과 함께 병실 복도로 뛰어갔다. 쓰러진 환자는 내가 아까 PO med를 주고 교육했던 조현병 환자였다.

환자에게 응급처치한 후 피검사 결과를 확인해 보니, 환자는 저나트륨혈증(hyponatremia) 으로 의식변화(Mental change)가 되어 쓰러진 것이었다.

나중에 녹화된 CCTV도 확인해 보니 쓰러졌던 조현병 환자는 약 두세 시간 동안 6~7L 정도가 되는 양의 물을 마셨고, 이로 인해 저나트륨혈증으로 쓰러졌단 내막도 알 수 있었다.

'환자는 갑자기 왜 이렇게 많은 양의 물을 마셨을까?'라며 선배 간호사들은 궁금해했고, 내가 아까 환자에게 PO Med를 주면서 약물 부작용 때문에 물을 많이 마셔야 한다고 말했던 게 불현듯 내 머릿속을 스쳐 지나갔다.

'혹시 나 때문인가?'라는 마음에 환자 투약 시 있었던 일을 선배 간호사들 앞에서 조심스레 말하자, 선배 간호사는 PO Med를 주면서 물을 많이 마시라고 했던 걸 조현병 환자는 물을 많이 마시면 집에 갈 수 있다고 생각해서 짧은 시간 동안 물을 많이 마신 것 같다고 말했다.

이 문제에 대해서는 선배 간호사들에게 혼나지 않았지만 위험한 상황이었기에 '조금만 더 생각해 보았더라면 예상할 수 있지 않았을까?'라는 생각이 들었고, 결국 환자에게 미안한 마음에 눈물을 참지 못했다.

내가 닭똥 같은 눈물 뚝뚝 흘리자 선배 간호사들은 다 같이 위로해 주었다. 하지만 나에겐 위로가 되지 않았고, 스스로를 다그치는 생각에 사로잡힐 뿐이었다.

그런 내 속마음을 알았는지, 선배 간호사는 나에게 이런 말을 해주었다.

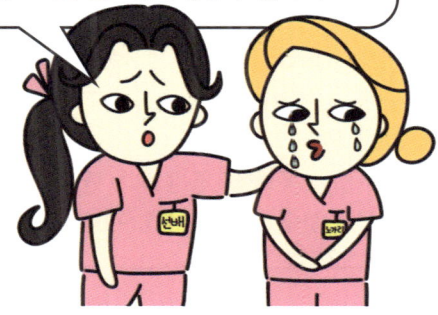

> 3년 차, 5년 차가 된다고 해도 우리가 하는 말이나 행동을 통해서 환자가 어떻게 생각할지는 우리도 100% 예상을 할 수가 없어요. 왜냐하면 우리는 일반적인 상식으로 몇 십 년 살아왔고 그게 당연하다고 생각했는데, 이곳은 일반적인 게 일반적이지 않을 수 있는 곳이거든요.

나는 선배 간호사의 이야기를 들으면서, 내 생각을 말했다.

> 그래도 제가 물을 그냥 많이 마시라고 하기보다는 차라리 시간 간격을 두고 물을 챙겨 줄 걸 그랬나 봐요…
> 그래도 조금만 다시 생각해 보면 예측할 수 있었을 것 같아요.. 뭔가…

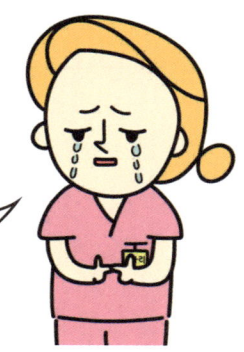

선배 간호사는 내 생각을 듣고서, 다시 말을 이어 나갔다.

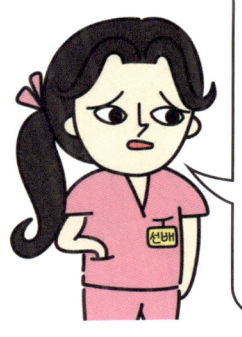

늘 이런 이벤트가 생긴 후에 다시 돌이켜 생각해 보면, '조금만 더 주의했더라면 알 수 있었지 않았을까?'라는 생각이 들 수도 있어요. 사실 나도 신규 간호사 때 환자한테 이벤트가 생기면 노가리 선생님처럼 생각하곤 했었거든요. 그런데 어느 정도 경력이 쌓인 2~3년 차라 할지라도 예상치 못한 이벤트는 생기더라고요.

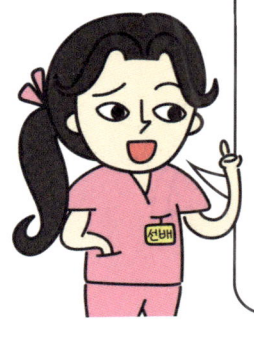

지금 6년 차가 되어서 다시 생각해 보면, 여기는 정상적인 사고 내용이나, 사고 과정을 할 수 없는 사람들이 많이 입원하는 정신과 안정병동이잖아요. 정신과 간호사라면, 그 환자들의 사고 내용과 사고 과정을 완벽하게 예측할 수 없다는 걸 인정하는 자세가 먼저 필요한 것 같아요. 대신 어떠한 응급 상황에서도 대처할 수 있는 능력을 키우기 위해 노력하는 게 더 중요한 것 같아요. 오늘처럼 말이에요.

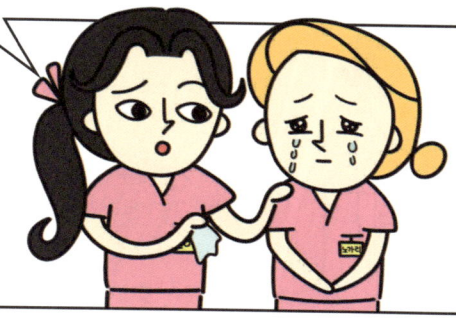

그리고 1년 차, 2년 차 점점 경력이 쌓이면서 경우의 수가 줄어들 수는 있지만 그 경우의 수가 0%가 되는 게 아니거든요. 그래서 내가 노가리 쌤한테 지나가면서 CCTV 한 번이라도 관심 있게 더 확인해보고, 병동 물건이나 환경에 항상 주의하라고 말하는 거거든요.

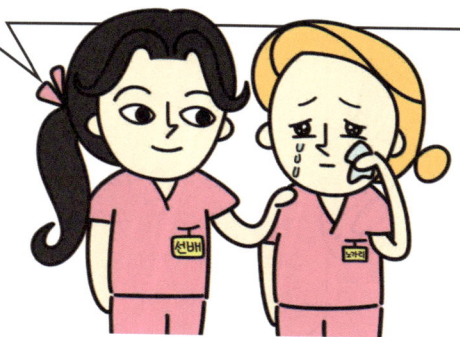

너무 자책하며 울지 마세요. 가리 쌤! 이렇게 경우의 수를 하나씩 배워 나가면 돼요. 그리고 이러한 응급상황에서 바로 대처하라고 선배들이 있는 거잖아요. 그 환자도 바로 대처해서 괜찮아졌으니까 마음 풀어요.

선배 간호사한테 이러한 이야기를 들으면서, 어느 정도 위로가 되는 한편, 앞으로는 질환별 특징과 환자별 성격에 대해 좀 더 유심히 잘 관찰하면서 간호해야겠다는 생각이 들었다. 그리고 오늘을 계기로 정신 병동 간호사의 역할을 좀 더 이해하며, 내가 앞으로 어떤 간호사로 성장해야 할지 방향성을 잡을 수 있는 계기가 되었던 하루였다.

　'그래 겨우 독립 후 1개월 차인 내가 어떻게 다 알겠어!'
　'처음이라면, 누구든지 실수하며 배워야 하는 절대적 시간을 인정하고 그 시간 동안 멋지게 성장해 나가는 내가 되어야겠다.'

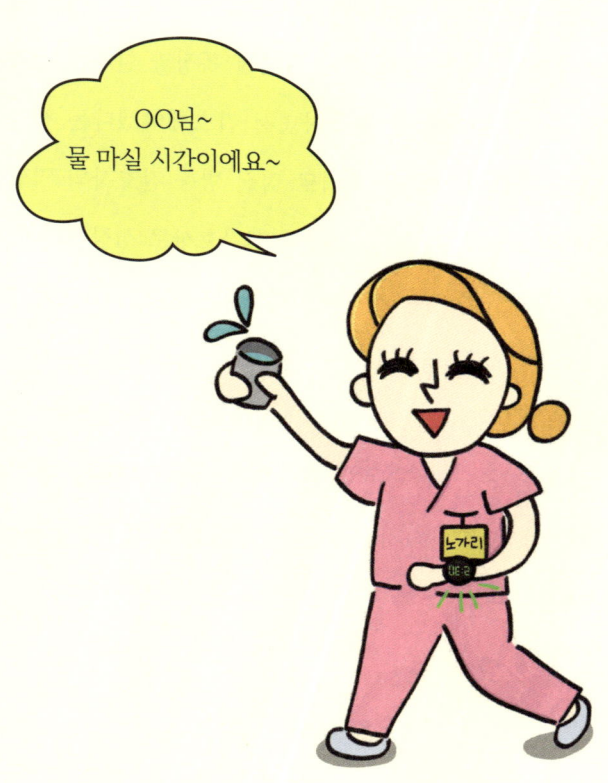

당연히 실수는 개선할 점을 알려준다.
실수가 없다면 뭘 개선할지 어떻게 알겠는가?

by. 피터 맥윌리엄스

18. 그리운 그 날

정신과 안정병동에서 신규 간호사로 적응해 나가다 보면, 상상을 초월하는 일들도 많이 겪게 되지만 진짜 시트콤에서나 나올 법한 일들도 많이 경험하게 된다. 바로 며칠 전에 있었던 일이다.

출근해서 간호복을 갈아입기 위해 탈의실로 가다가 우연히 격리실 CCTV를 보게 되었고, 격리되어 있는 환자가 구석에서 쭈그려 앉아 엄청나게 불안해하는 모습을 목격하게 되었다. 나는 환자에게 무슨 일이 생겼나 싶어 급한 마음에 간호복을 갈아입지도 않고 반사적으로 몸이 격리실로 향했다.

찰나의 순간에 '신규인 내가 이렇게까지 환자를 생각하다니'라는 마음에 뿌듯하면서도, 한편으로는 환자에 대한 앞선 걱정으로 격리실 문을 열었다.

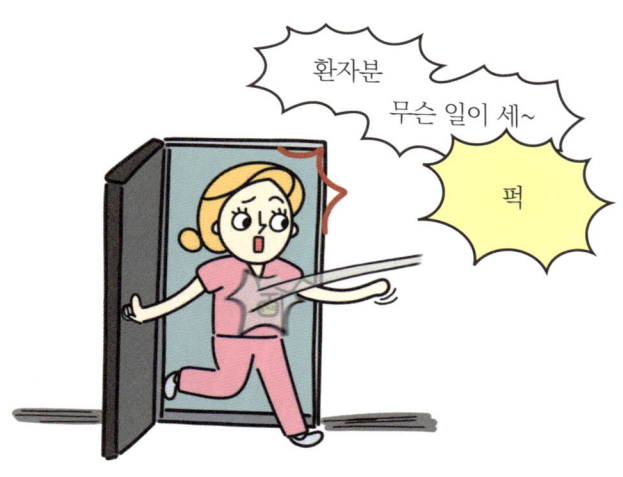

문을 열자마자 내 가슴팍으로 어떤 물체가 나에게 날아왔다.

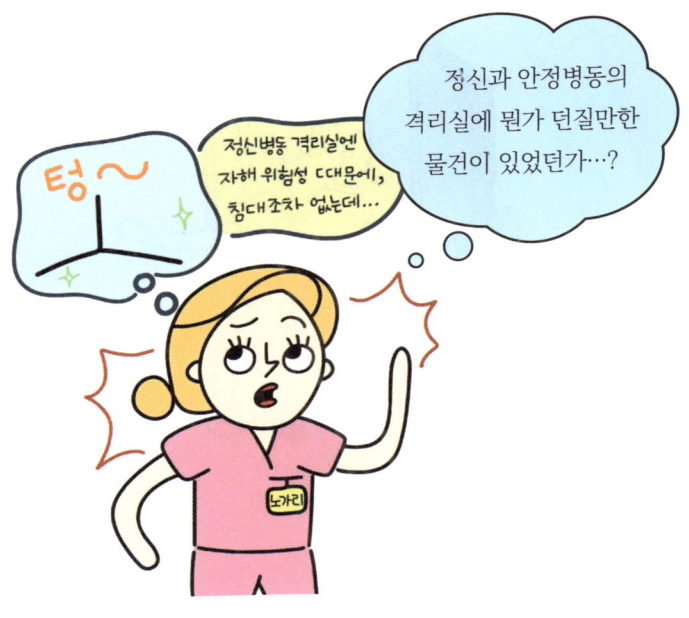

 내 가슴에 날아와 비수처럼 박힌 건… 바로… 환자의 똥이었다. 나는 소리를 지를 수 없을 정도로 멘탈이 나가있었고, 내가 격리실로 뛰어가던 걸 목격했던 선배 간호사들이 무슨 일이냐며 따라왔을 땐, 이미 난 환자가 싼 똥을 맞은 뒤였다.

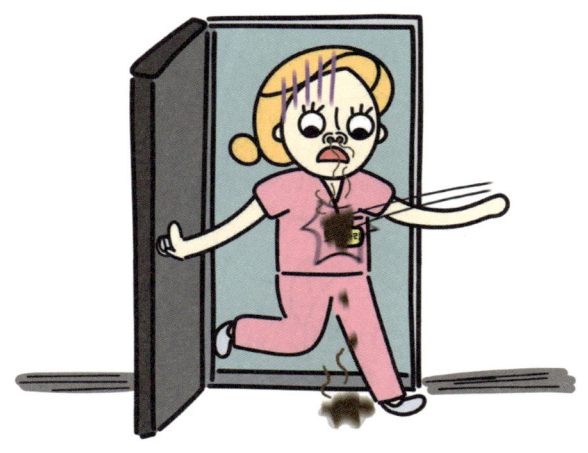

똥을 맞은 후 선배 간호사들과 상황을 파악해 보니, 격리실 환자는 격리실 구석에 쭈그려 앉아서 대변을 보던 중이었고, 내가 문을 열자 자신을 공격하러 온 빌런으로 생각해서 불안한 마음에 환자가 누고 있던 뜨끈뜨끈한 똥을 나에게 던진 것이었다.

잠시! 여기서 밸런스 게임

실수해서 혼날래? VS 나처럼 똥 맞을래? ㅋㅋㅋㅋㅋㅋㅋ

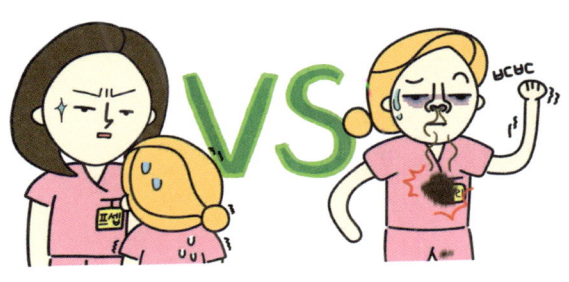

사실 오늘 데이 근무를 하면서 나도 모르게 저지른 잘못이 있었다. 그 잘못 때문에 퇴근길에 병원에서 전화가 걸려 왔고, 나는 이브닝 근무자인 선배 간호사에게 전화로 엄청 혼이 났다.

오늘 데이 근무를 하면서, 향정신성 의약품을 환자에게 투약하려다 hold가 되었고, 다시 마약금고에 약을 넣었어야 했는데 정신이 없어, 내 간호복 주머니에 향정신성 의약품을 넣고 퇴근했기 때문이었다.

인계 전후로 바빴던 이브닝 번 선배 간호사는 마약 카운트가 안 맞는다는 걸 데이 근무자들이 퇴근한 후에 알게 되었고, EMR 전산을 확인한 후 문제가 없자 탈의실을 다~ 뒤졌는데, 내 간호복에서 향정신성 의약품이 나와서 전화를 한 것이었다.

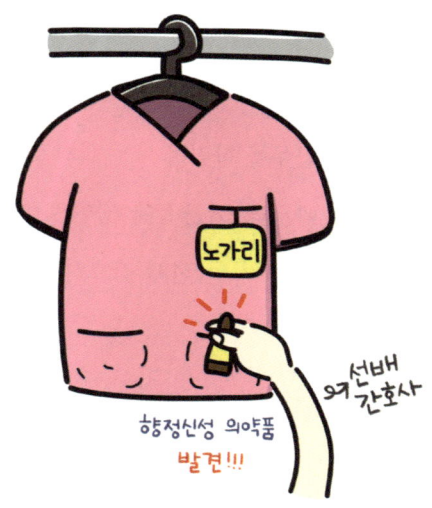

오늘처럼 퇴근길에 전화로 영혼까지 탈탈 털리며 혼나는 것보다, 며칠 전처럼 환자가 싼 똥을 맞는 게 더 낫겠다는 생각이 들었다. 그리고 병원에서 면대 면으로 혼나는 것보다 통화로 혼나는 게 더 짜증났고, 스트레스도 더 심했다. 왜냐하면 퇴근 후 시간은 온전히 나의 개인적인 시간이기도 하고, 통화로 혼이 나면 나중에 출근해서 다시 한번 더 한소리를 들어야 하기 때문이다. 하필이면 내일 off인데, 출근하기 전까지 계속 신경 쓰이는 이 두려움과 찝찝함.

오늘은, 퇴근하는 발걸음이 참 무겁다.

나는야 ~ 걸어다니는
마약금고?? ㅋㅋㅋㅋ

다음부턴 퇴근 전에
주머니 한번 확인해 보고
퇴근하면 되지 뭐~

*실수하여 고치지 않으면, 곧 그것을 실수하고 만다.
실수하여 고치는 것을 꺼리지 마라.

by. 공자

19. 노가리 애칭

나는 최대한 집과 가까운 거리에 있는 병원에 취업하길 원했기 때문에, 우리 동네에 있는 종합병원으로 입사하였고, 병동으로 부서 배치를 받게 되었다. 하지만 3교대 근무와 선배 간호사들의 등쌀에 못 이겨 신규 트레이닝 2주 만에 퇴사 면담을 신청하게 되었고, 수 선생님은 우선 3개월만 버텨보자며 나를 설득하기 시작했다. 수 선생님은 나의 입장과 힘든 마음에 공감해 주시며 일주일 휴무(off)를 주셨고, 조금 쉬고 와서 다시 열심히 해보자는 위로와 배려 덕분에 결국 퇴사는 잠시 보류하게 되었다.

일주일 off 후, 다시 마음잡고 출근했지만 이미 부서에선 부적응자로 낙인찍혔고, 선배 간호들의 태움은 날이 갈수록 심해져 갔다. 그럼에도 불구하고 적응해 보려 노력했지만 출근하면 할수록, 간호사라는 직업이 나와는 맞지 않는다는 확신만 더 분명해져 갈 뿐이었다.

결국 한 달이 조금 지나, 다시 퇴사 면담을 신청하게 되었다. 약 한 달이라는 기간 동안 두 차례나 퇴사 면담을 신청하자, 간호부에서는 나에게 퇴사가 아닌 투석실로 부서 이동을 하면 어떻겠냐는 권유를 하였다. 이미 두 번이나 퇴사한다고 말했기 때문에 어느 부서에 가나 부적응자로 소문이 퍼질 게 분명했고, 어디든지 선배 간호사들의 태움 수위도 비슷할 거라는 생각이 들었다. 그래서 무조건 퇴사하고 싶었지만, 이번에 퇴사하면 앞으로 더는 간호사로 일하지 않을 거란 생각이 들었기에 '마지막으로 투석실에서 경험이나 한번 해보고, 후회 없이 간호계를 떠나자'라는 결심으로 부서 이동을 동의하게 되었다.

투석실로 첫 출근하기 전날 밤, 간호사 커뮤니티에서 우리 병원 투석실에 대한 정보들을 검색해 보니 안 좋은 이야기들뿐이었다. 간호사들 서로 사이도 안 좋고, 태움도 심하며, 막내 간호사한테 일을 다 몰아준다는 소문들과 투석실은 환자들도 예민해서 일하기 힘든데, 무거운 것도 많이 들어야 해서 손목과 허리가 망가지기 일쑤라는 부정적인 이야기들뿐이었다. 안 좋은 이야기가 너무 많아 걱정되었지만 언제든 퇴사할 준비가 되어 있었기에, 될 대로 되라는 마인드로 첫 출근을 하게 되었다.

출근해 보니 커뮤니티 글과는 다르게 우리 병원 투석실의 분위기는 정말 좋았고, 선배 간호사들도 서로 사이가 좋아 보였다. 물론 투석 환자들의 캐릭터도 괜찮아 보였다. 이미 간호사 커뮤니티를 통해 최악의 상황을 예상하고 와서인지는 모르겠지만, 의외로 이 부서가 은근히 괜찮게 느껴졌다.

그렇게 하루하루 적응해 나가면서, 만성 질환자들은 오랜 기간 동안 질환에 시달리다 보니 어쩔 수 없이 예민할 수밖에 없다는 걸 조금씩 이해하게 되었고, 선배 간호사들 사이에서도 연차별 보이지 않는 신경전이 있다는 걸 알게 되었다. 하지만 병동보다 훨씬 낫게 느껴졌고 전반적인 분위기도 괜찮아 적응할 만하였다. 덕분에 퇴사 꿈나무였던, 아니 간호사 손절 꿈나무였던 나는 어느새 신규 간호사 트레이닝 두 달 차를 향해 달려가고 있었다.

하루는 프셉이 담당하고 있던 환자의 혈관이 막혀 투석을 받을 수 없는 상태가 되었고, 흔히 엔지오실(혈관조영실)이라고도 부르는 인터벤션실에서 환자가 혈관 확장 시술을 받아야 하는 상황이 발생했다.

투석을 받는 혈관이 좁아지거나 막히면 PTA[1]라는 시술을 받게 되는데, 이 시술을 위해 필요한 약물이나 조영제가

---

1 PTA (Percutaneous Transluminal Angioplasty): 경피적혈관성형술

들어갈 혈관 확보 등, 투석실에서 준비해야 했기 때문에 프셉은 이것저것 준비하느라 바빴다. 그래서 프셉은 나에게 이송 사원에게 줄 이송장을 준비해 달라고 부탁했다.

잠시 후 투석실에 이송 사원이 도착했고, 나는 엔지오실이라고 적어 두었던 이송장을 이송 사원에게 전달했다. 이송장을 전달하자마자 투석 기계에서 알람이 울려, 곧바로 나는 투석 기계로 향했다.

내가 투석 기계의 알람 내용을 확인한 후 알람을 끄려고 하던 찰나, 프셉이 나를 불렀고 조금 전 환자 이송장에 뭐라고 썼는지 물어보았다. 그래서 나는 환자가 시술받으러 가야 하는 곳인 엔지오실을 이송장에 적었다고 대답했고, 프셉은 나에게 엔지오를 영어로 써보라고 했다.

분명 엔지오를 영어로 써서 이송 요원에게 주었는데, 다시 써보라고 하니 갑자기 긴장감이 돌았다.

내가 종이에 영어로 엔지오실을 쓰자, 프셉은 깔깔대며 웃기 시작했고, 나는 프셉이 왜 깔깔깔 웃어대는지 이해할 수가 없었다.

잠시 후 프셉은 주머니에서 빨간색 펜을 꺼내, 내가 쓴 종이 위에 무언가를 적기 시작했다.

나는 프셉이 적은 글을 보고, 얼굴과 귀가 빨개지기 시작했고, 머리가 핑~ 돌기 시작했다. 차라리 IV fail이나 다른 실수로 혼나고 싶은 심정이었다.

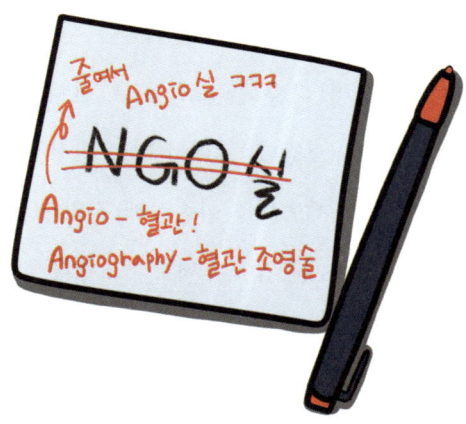

따스한 5월. 봄날의 온도와는 상관없이 감당할 수 없는 부끄러움에, 내 얼굴은 폭염을 맞아 화상을 입은 것 마냥 얼굴이 빨갛게 달아올랐고, 이날 이후로 선배 간호사들은 나에게 애칭을 하나 지어 장난스레 부르기 시작했다.

그 애칭은 바로 '빙고'~

가끔 선배 간호사들이 손벽을 치며 영어동요 'B.I.N.G.O'를 부르면서 나를 놀리기도 하지만, 선배 간호사들 중 몇몇 선배들도 실수 때문에 생긴 애칭 하나씩은 가지고 있어서 은근히 싫지만은 않았다.

부서 이동 전에 근무했던 병동에서는 내가 실수할 때마다 부정적인 피드백만 돌아왔었다. 하지만 이곳 투석실에서는 장난스레 애정 담긴 눈으로 '빙고쌤'이라고 부르는 선배 간호사들을 보면서 실수가 꼭 부정적인 측면만 있는 게 아니란 걸 알게 되었고, 부끄러운 실수 덕분에 다른 선배 간호사들처럼 애칭도 생기고 나름 소속감도 느낄 수 있어서 오히려 좋다!

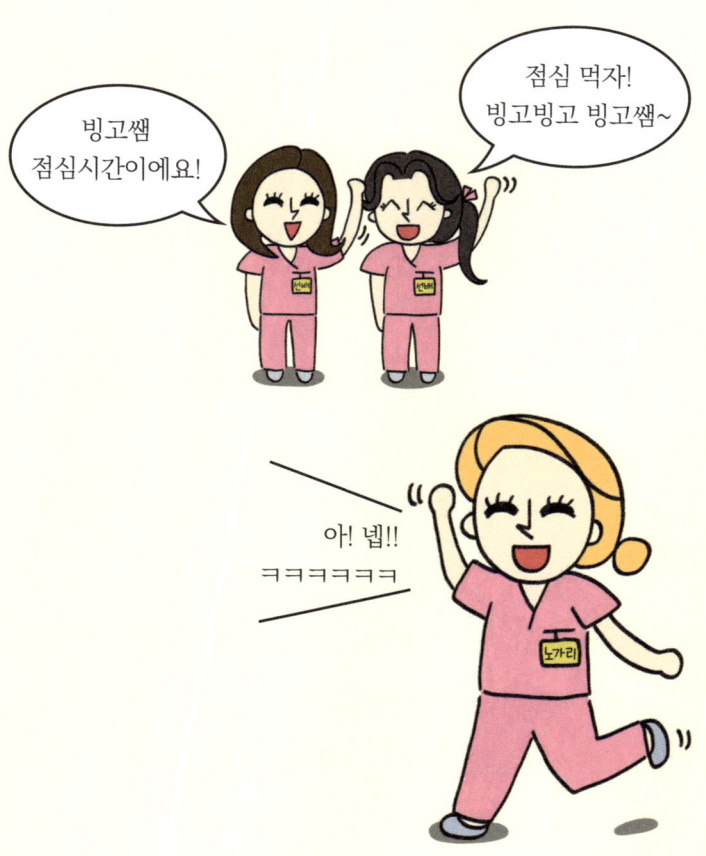

실수는 우리가 어떻게 실수에 대처하느냐에 따라 정의됩니다.

by. 오프라 윈프리

20. 노가리도 사람임

 투석실은 3교대가 아닌 상근직이라 자녀를 키우며 일할 수 있다는 근무 조건 때문에 인기 많은 부서 중 하나이고, 보통은 6~7년 차 이상 된 간호사들이 3교대가 힘들어 로테이션을 많이 신청하는 부서이기도 하다. 상근직이라 3교대보다는 월급이 적지만 여러 장점으로 인해 그만두는 간호사도 잘 없어 공석이 잘 나지 않는 부서가 투석실인데, 신기하게도 나는 투석실 신규 간호사로 부서 배치가 되었다.
 첫 출근 날, 특히 반갑게 맞이해 주었던 선생님이 있었는데 알고 보니 그 선생님이 나의 프셉이었다. 트레이닝을 받으면서 우연히 알게 된 사실이었지만, 프셉이 나를 반갑게 맞이했던 이유 중 하나는, 내가 투석실로 온 덕분에 5년간 해왔던 막내 간호사를 탈출할 수 있었기 때문이었다. '내가 만약 투석실에서 계속 근무하게 된다면 최소 5년간은 막내인 건가?'라는 생각에 응사 욕구가 솟아 올라왔지만 우선은 잠시 눌러 담아, 덮어 놓기로 했다.

투석실에서 5년간 막내였던 나의 프셉처럼, 간호사뿐 아니라 투석 환자들도 한 병원에서 평균 5년에서 20년 이상 투석을 받기 때문에 간호사들과 환자들은 오랜 기간 동안 라포 형성이 잘 되어 있는 게 투석실의 특징 중 하나이다.

그리고 환자들도 오랫동안 이곳에서 투석을 받아왔기 때문에, 투석에 대한 지식이 나름 있었고, 다른 부서의 경력직 간호사가 투석실로 로테이션 오더라도, 투석에 대한 지식과 스킬이 거의 없다는 것도 환자들은 잘 알고 있었다.

그렇기 때문에 몇몇 투석 환자들은 '텃세'를 부리며 새로 온 경력직 간호사들이 투석에 대해 얼마나 아는지, Needling은 잘하는지 등 투석 지식과 업무 스킬을 검증하려 하는 경우가 많았다.

이런 상황이다 보니 투석 간호사로서 경력이 없다면, 아니 경력이 있다고 해도 새로 온 간호사는 투석 환자들에게 여러 부분에서 신뢰를 쌓아가는 절대적인 시간이 필요로 하게 된다. 이런 곳에 간호학과를 막 졸업한 나 같은 신규 간호사가 입사했으니, 앞으로 나의 앞날이 얼마나 걱정되는지 모른다.

2개월 신규 트레이닝 동안 환자들의 작고 큰 다양한 컴플레인들이 있었지만, 우여곡절 끝에 나는 독립을 하였고, 나름대로 적응도 잘하고 있었다. 하지만 독립한 지 몇 개월이 지나도 여전히 부족한 역량 탓에 My Patient Nursing[1]인 간호 체계 속에서 신규 간호사인 내가 환자들의 담당 간호사가 되기라도 하는 날엔, 환자들은 예민하게 반응하고

---

1 My Patient Nursing: 한 근무시간 동안 한 명의 간호사가 환자 N명을 담당하여 acting과 charting을 함께 하는 간호 체계 방식.

싫은 내색도 많이 했었다. 왜냐하면 우리 병원 투석 환자들은 투석을 시작하는 순서와 투석이 시작되는 시간에 매우 예민하기 때문이다.

투석 환자들은 일반적으로 주 3일 4시간 동안 투석을 받아야 하기 때문에 투석을 받는 시간 동안 지루해하기도 하고, 체력 소모가 커서 체력적으로도 많이 힘들어한다. 그래서 남들보다 빠른 순번으로 투석을 받고, 5분 10분이라도 일찍 가길 원하는 게 환자들의 마음이다.

나는 이러한 빨리빨리 문화 속에서 몇 개월간 환자들에게 이리 치이고 저리 치이고, 선배들에게도 이리저리 치이다가 결국 눌러 담아두었던 여러 감정들이 폭발해 버리고 말았다.

그 사건의 전말은 이렇다.

오늘 나의 담당 환자가 6명 있었고, 나는 첫 번째 환자의 IV를 Fail 했다. 첫 번째 환자의 혈관은 인조혈관(AVG[2])이었고, 자가혈관(AVF[3])보다 인조혈관이 좀 더 어렵기 때문에 Fail을 하게 되었다.

앞서 말했듯이, 환자들은 한 명당 투석을 돌리는 데 걸리는 시간과 자신의 순번이 언제쯤 시작되는지 알고 있다. 그렇기 때문에 내가 첫 번째 환자의 IV를 Fail 하여, 선배 간호사에게 도움을 요청한 상황에서 환자들은 자신들의 투석 시작 순번이 점점 지연된다는 것을 알고 있었다.

갑자기 순번이 세 번째인 환자가 화를 내며 고함을 치기 시작했다.

---

2 AVG (Arterio Venous Graft): 동정맥이식
3 AVF (Arterio Venous Fistula): 동정맥루

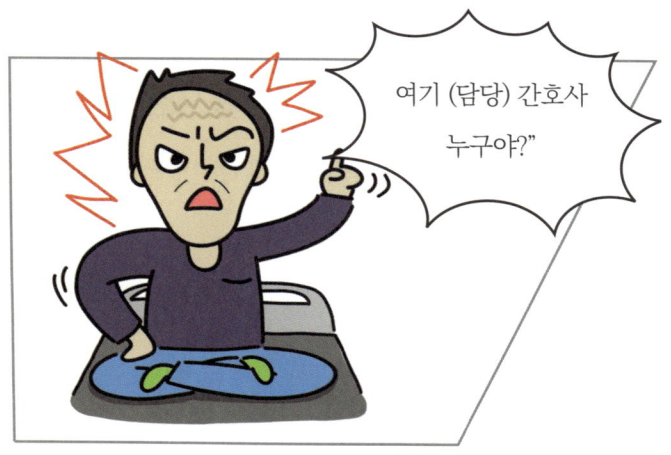

우리 병원 투석실은 My Patient Nursing의 간호체계이기 때문에 10년 넘게 우리 병원에서 투석을 받아온 세 번째 순번의 환자는 내가 자신의 담당 간호사라는 걸 몰라서 고함을 치며 물어본 것이 아니었다. 내가 첫 번째 환자의 IV를 Fail 했기 때문에 시간이 지연되어 본인의 투석이 늦게 시작된다는 것을 알고 화가 나서 고함친 것이었다.

차지 선생님은 자신의 담당 환자를 제쳐두고 달려와서는 고함치며 욕을 하고 있는 환자를 진정시켰고, 죄송하다며 조금만 기다려 달라고 양해를 구했다. 하지만 환자는 계속 담당 간호사가 빨리 투석을 시작해 주지 않는다며 난리를 쳤다. 차지 선생님은 우여곡절 끝에 세 번째 순서인 환자를 진정시킨 후 내가 Needling Fail 했던 환자의 Needling을 대신해 주었고, 덕분에 나는 두 번째 순번인 환자에게 투석을 돌릴 수 있었다. 그리고 난 후 세 번째 순번인 환자에게 투석을 시작하기 위해 다가갔다. 다행히 다른 간호사들과 속도 차이는 크게 나지 않았다.

솔직히 나는 세 번째 순번이었던 환자에게 너무 서운했다. 투석실 돌아가는 사정을 간호사만큼이나 잘 아는 환자분인데… 5분 10분만 좀 기다려 주실 수는 없었을까? 하고 말이다.

사실, 이런 비슷한 컴플레인이 오늘 처음은 아니었다. 독립 후 몇 개월 동안 이런 상황을 자주 겪어 왔었고, 드디어 오늘, 쌓여 왔던 감정이 폭발해 버리고 말았다. 신규 간호사이기도 하지만, 나도 사람이고 한 가정의 소중한 딸이라는 걸 환자에게 말로 표현해야겠다는 생각이 들었다. 최대한 감정을 다스려가며 좋게 말이다.

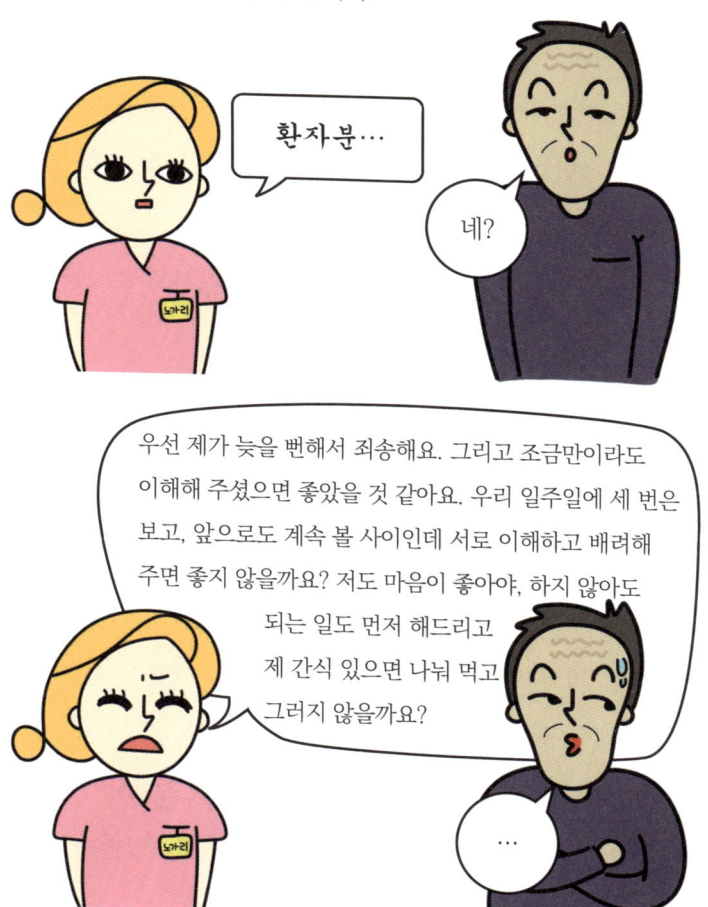

(투석 받으면 환자들은 체력 소모가 많아서 사탕이나 간식 등을 많이 먹음)

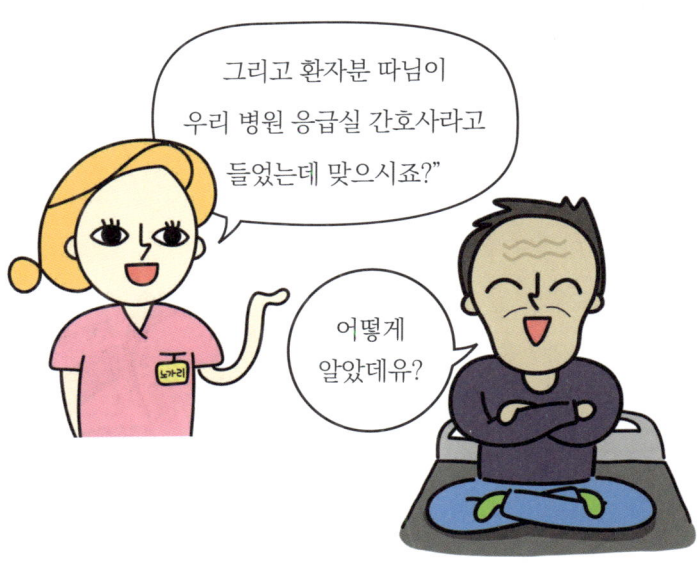

갑자기 환자분은 자신을 알아봐 주고 자기 딸이 우리 병원 간호사인 게 뿌듯하셨는지 웃으며 대답하셨다.

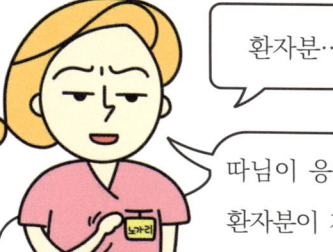

그래서 나는 이야기를 마무리 짓고 세 번째 순서인 환자의 투석을 돌렸다. 그리고 이 상황에 대해 수 선생님께

말씀드렸더니 그 환자분은 절대 미안하다고 하시는 분이 아니라며, 이런 상황에서 신규 간호사이지만 나의 상황에 대해 잘 이야기했다며 다행히 위로와 격려를 해 주셨다.

신규 간호사도 사람이다.
기쁨과 슬픔과 화남을 느낄 수 있는.
그리고 한 부모가 애지중지 키운 귀한 자녀이다.

가끔 필요하다면 환자들에게 나의 입장이나 마음에 관해 이야기하는 것도 나쁘지 않은 것 같다. 환자들도 사랑하는 가족이 있고, 소중한 자녀들이 어디에선가 일을 하고 있기 때문에 조금만 입장을 이야기하면 다들 공감해 주시는 것 같다.

나를 지켜줄 사람은 '나뿐'이다. 나를 믿어줄 사람도 '나뿐'이다. 가끔은 나를 지킬 줄 아는 사람이 되자!

넌 소중한 사람이야!
병원에서 환자도 지키고
너 자신도 지키길 바라.

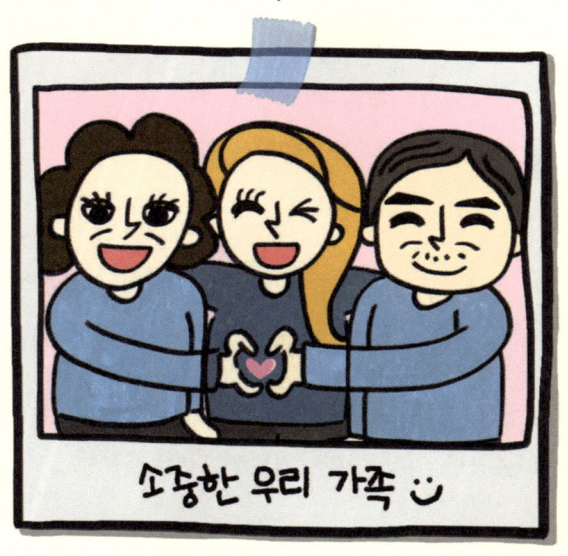

행복한가?

그렇지 못한가?

결국 우리들 자신에게 달려있다.

by. 아리스토텔레스

21. 노가리 전용커피

오늘은 간호사가 되어 병원에 처음 출근하는 날.

간호 학생이 아닌 신규 간호사가 되어 병원에 첫발을 내딛는 순간! 설렘, 기대, 두려움, 긴장 등 묘한 감정들과 함께 오만가지 생각이 들었다.

'오늘 첫 출근인데, 잘할 수 있겠지?!'

나는 호흡기 내과 병동으로 부서 배치되었고. 병동 선생님들에게 인사를 드린 후, 수 선생님은 나에게 프셉을 소개해 주셨다.

프셉은 첫날부터 의학용어나 약물에 관해 나에게 폭풍 질문을 할 줄 알았지만, 환자 입/퇴원 간호, 검사/시술 전후 간호, 수술 전후 간호, 전자의무기록(EMR) 등 간호 실무 위주로 관찰(Observation) 하도록 하였다.

프셉을 이리저리 따라다니며, 옆에서 보기만 했는데도 뭐가 무엇인지 정신없어 영혼이 나가려 할 때쯤, 수 선생님께선 신규 간호사 첫 출근 기념으로 커피를 사주신다며 나에게 무슨 커피를 마실지 물어보셨다. 입사 전, 태움 때문에 걱정이 이만저만 아니었는데… 첫날부터 수 선생님께 이렇게 환영받다니 정말 감동이었다.

메뉴가 어떤 게 있는지 수 선생님께 여쭈어보자 내가 좋아하는 별다방 브랜드 커피였고, 평소 내가 자주 마시는 커피로 말씀드렸다. 그러자 수 선생님과 프셉이 나를 보며 웃었고, 나는 수 선생님과 프셉이 왜 웃는지 어리둥절했다.

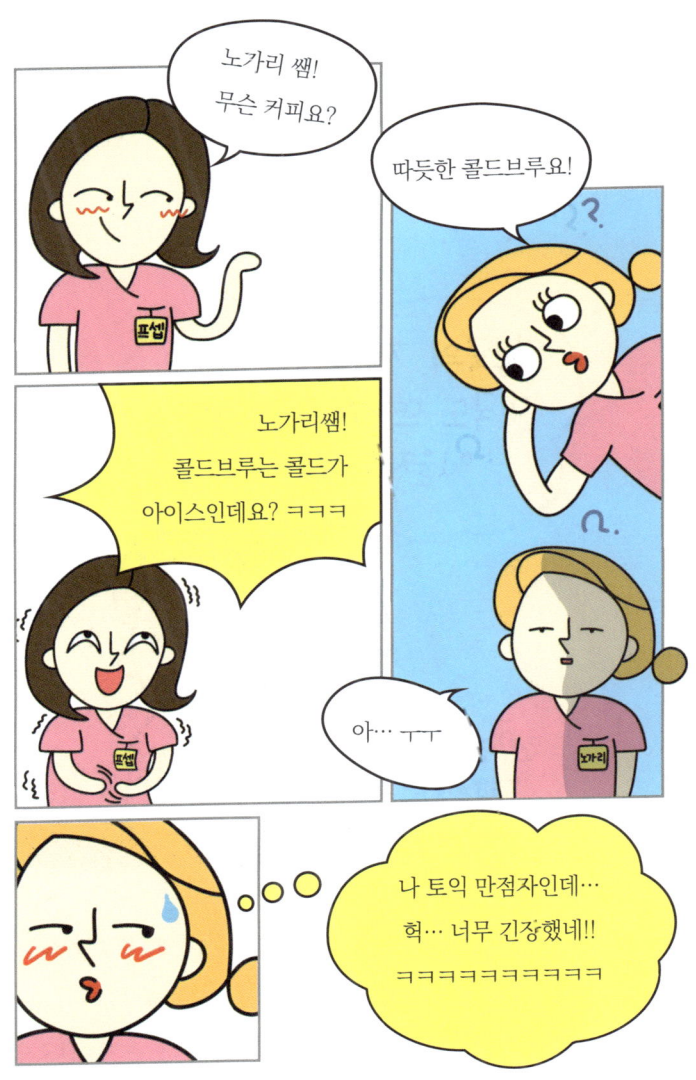

긴장 앞에선 토익 만점자도 장사 없지! 가끔은 스스로 합리화도 하며, 스스로에게 자존감 지킴이가 되어 주는 하루를 보냈으면 해.

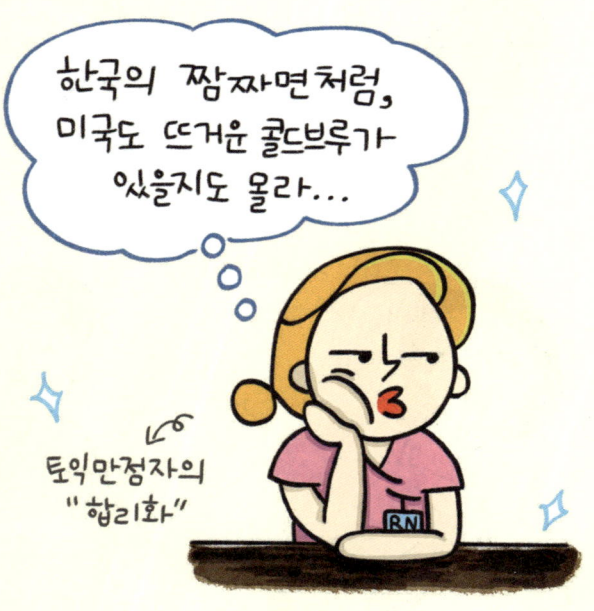

오늘은 실수 한 잔에 성장 한 스푼!
내일은 실수 한 잔에 성장 두 스푼!
by. 노가리간호사

22. 물류회사

입사한 지 보름 된 신규 간호사로서 긴장되는 순간이 있다면 환자에게 IV를 놓아야 하거나 스테이션의 인터폰 벨이 울리는데 나밖에 없어서 내가 받아야 하는 상황이다. 통화음 넘어 상대방이 뭐라고 하는지도 잘 안 들리는 것뿐만 아니라, 상대방이 의학용어로 줄줄이 말했을 때, 혹여나 못 알아들을까 봐 인터폰 벨 소리만 울리면 숨이 턱 막힌다.

하필이면 지금 프셉도 화장실 갔고, 차지 선생님은 환자 보호자와 얘기 중이어서 간호사 스테이션엔 나뿐인데,

인터폰 벨이 울리기 시작했다.

우선 종이랑 펜을 준비해서 뭐라도 받아 적자는 생각에 울리는 인터폰을 받았다.

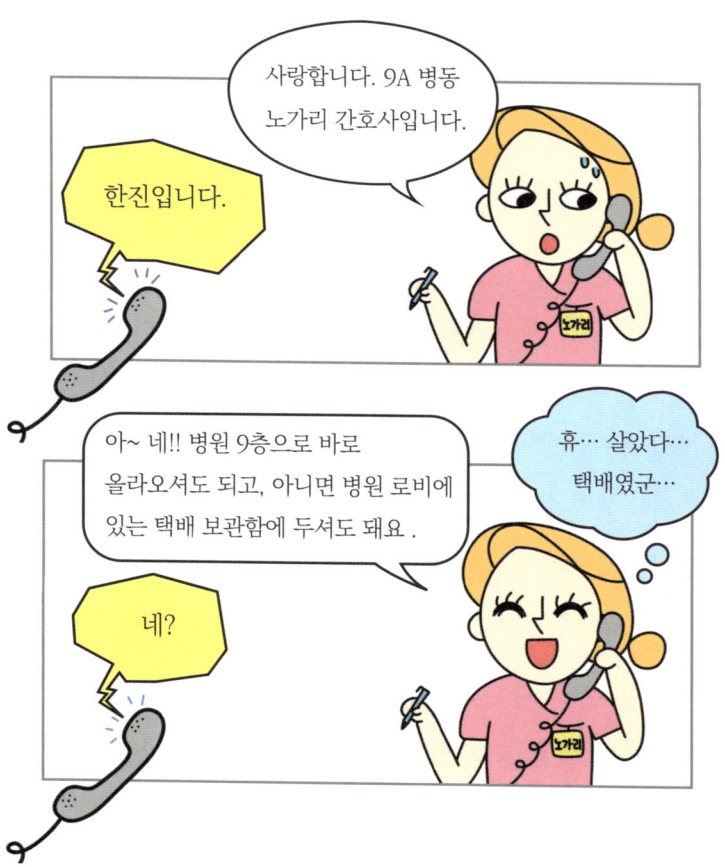

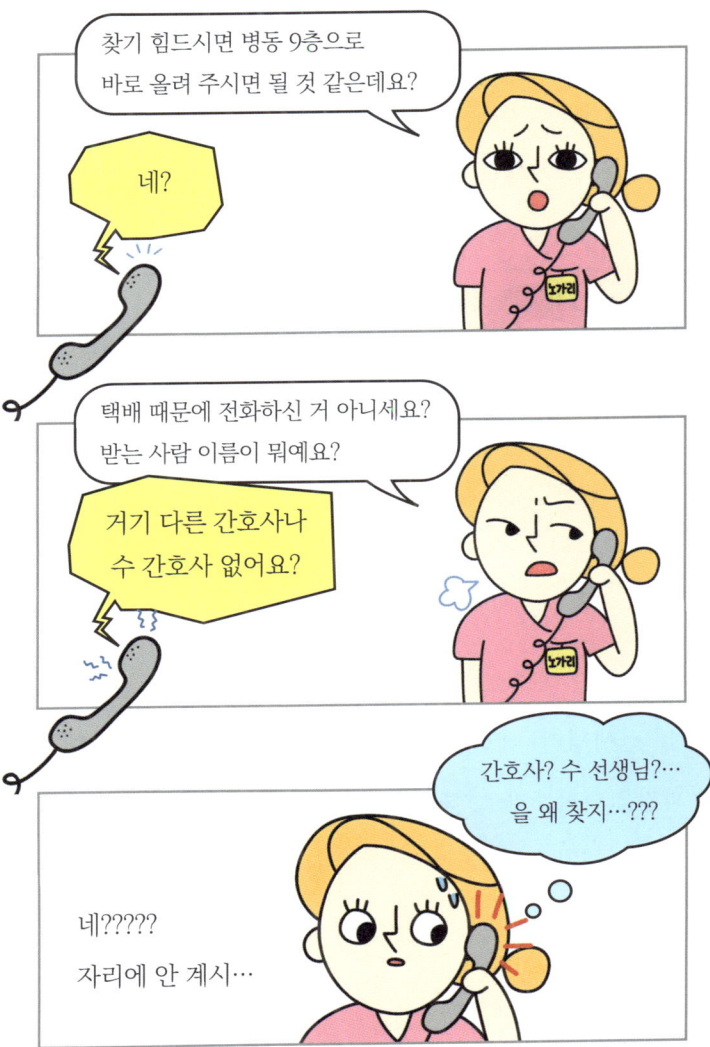

이때 다행히 수 선생님께서 지나가셨고, 나는 수 선생님께 택배 기사님께 전화가 왔는데, 말이 안 통한다고 말씀드렸다. 그러고는 수 선생님에게 전화 수화기를 넘겨드렸다.

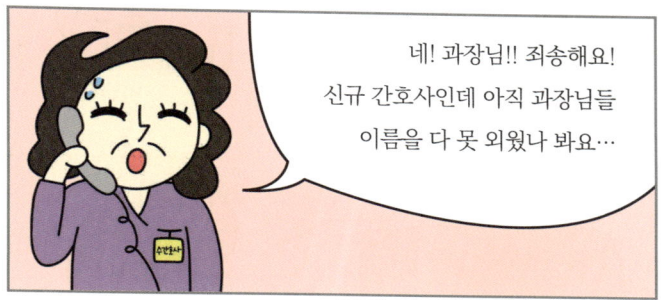

그 순간 속으로는 웃겼지만 나도 어이가 없고 민망해서 수 선생님께 계속 죄송하다고만 했다. "OO과 한진 과장입니다."라고 해줬으면 얼마나 좋았을까?… 그냥 '한진입니다.'라고 하면 나 같은 신규는 어떻게 아냐고요!! ㅋㅋㅋㅋㅋㅋ

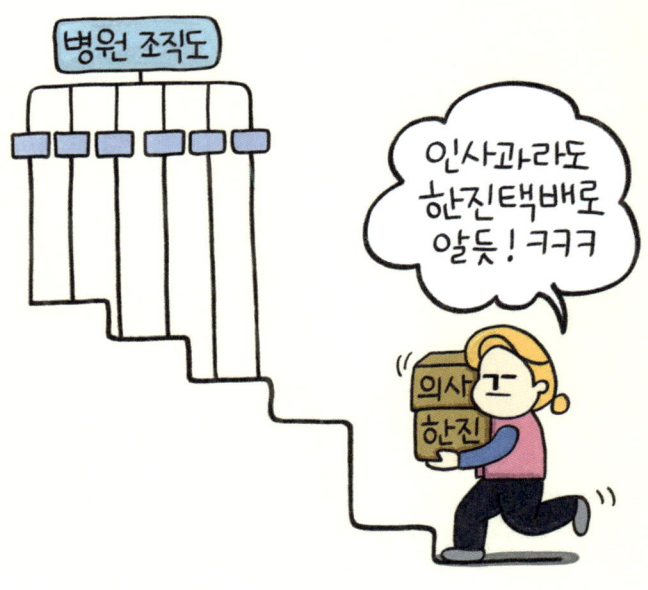

경험을 현명하게 사용한다면,
어떤 일도 시간 낭비는 아니다
by. 오귀스트 르네 로댕

23. 야자수 열매

　병동으로 부서 배치를 받아, 한 달간 신규 트레이닝을 받고 드디어 독립했다. 사실, 독립은커녕 일주일도 못 버틸 줄 알았는데… 정신을 차릴 새도 없이 출근하랴, 퇴근 후 공부하랴, 하루하루 쫓기며 살다 보니 얼떨결에 독립하게 되었다.

　우리 병동은 인력이 부족해, 신규 간호사 트레이닝 기간은 겨우 한 달뿐이다. 그렇기 때문에 수 선생님은 나에게 한 달 동안 업무를 빨리 배우고 익혀서 1인분을 해야 한다며,

트레이닝 기간 동안 주말 off만 주셨고, 평일에는 데이 근무와 이브닝 근무 위주로 배정해 주셨다. 이러이러하다 보니, 오늘 나이트 근무는 나의 첫 나이트 근무가 된 셈이다.

나이트 근무는 응급상황이 아닌 이상 수술이나 시술이 없을뿐더러, 환자들에게 특별한 이벤트가 없다면 모든 환자들이 자고 있는 시간대이기 때문에 조금은 가벼운 마음으로 출근을 했다.

예상대로 나이트 근무는 아주 안정적(Stable) 이었고, 선배 간호사들과 야식도 시켜 먹으며 시시콜콜한 이야기도 하다 보니 입사 후 처음으로 소속감이라는 걸 느끼게 되었다. 야식을 먹은 후에도 계속해서 휴식 시간을 가졌고, 가끔 병실 순회(Rounding)하는 정도로 나의 첫 나이트 근무는 Stable 하게 흘러갔다.

어느 정도 시간이 흐르고, 새벽 5시 30분이 되자 차지 선생님이 나에게 말했다.

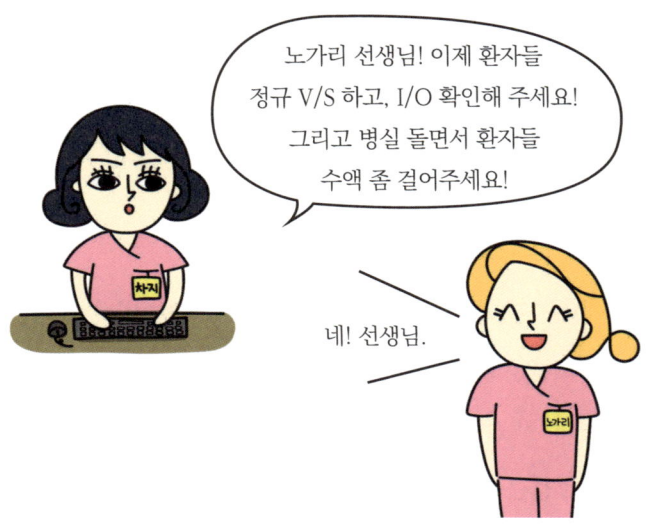

나는 병실을 돌며 환자들 V/S과 I/O[1]를 확인했고, 흔히 폴대라고 부르는 수액 걸이에 데이 근무 때 사용할 수액을 환자에 맞게 걸어 두었다. 어느덧 데이 근무자들이 출근해 EMR을 보면서 입원 중인 환자들을 파악하고 있었고, 나는 환자들의 아침 약을 챙기며 나이트 업무를 마무리해 나갔다. 첫 나이트 근무인데 생각 이상으로 잘 해낸 것 같아 내심 뿌듯했다.

---

1 I/O: Intake & Output 섭취/배설

어느덧 인계 시간이 되었고, 예상보다 인계가 빨리 끝나서 퇴근 시간을 기다리고 있었다. 그런데 몇 분 전, 병실 Rounding을 나갔던 데이 근무 선배 간호사가 스테이션으로 금방 돌아왔고, 화가 난 표정으로 나에게 걸어왔다.

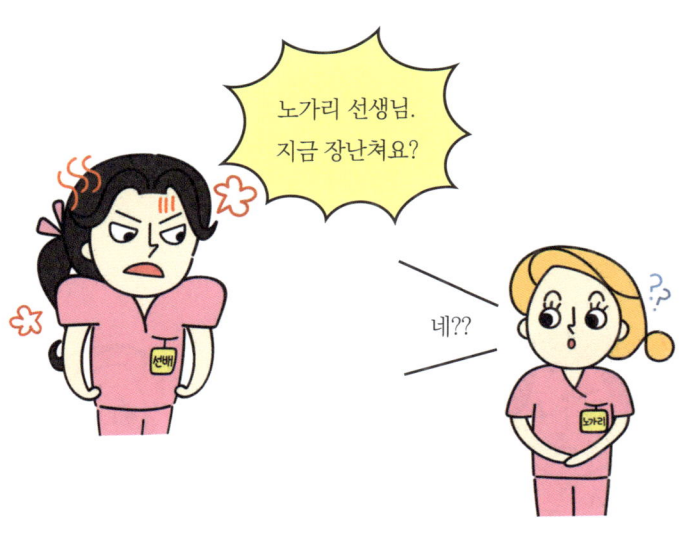

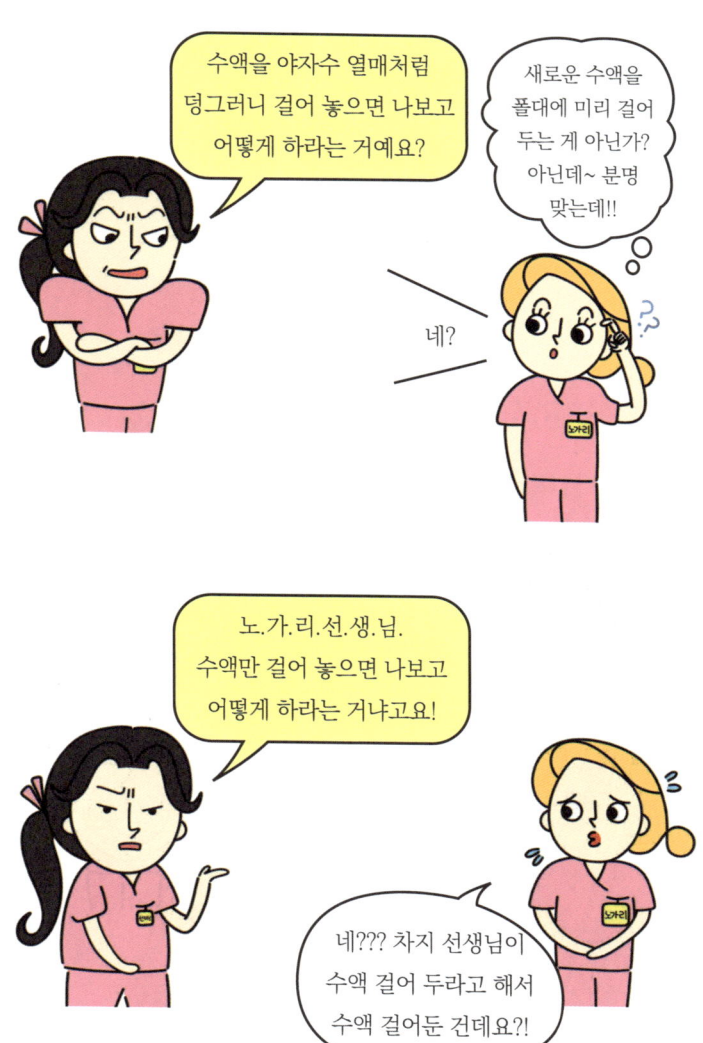

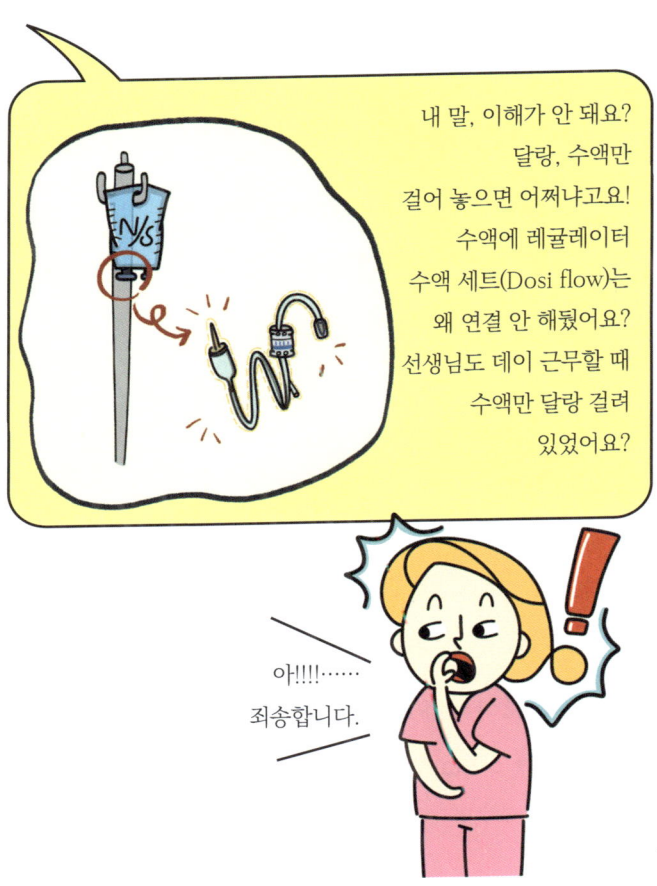

나는 선배 간호사의 말을 몇 번 듣고서야 내가 무엇을 잘못했는지 깨닫게 되었다.

23. 야자수 열매

차지 선생님이 수액을 걸어두라고 해서 단어 그대로 수액만 걸어두었던 나의 1차원적인 행동은 내가 봐도 정말 한심하게 느껴졌다. 트레이닝 동안 이브닝 근무보다 데이 근무를 더 많이 했었는데, 수액을 준비하면서 뭔가 이상하다는 걸 왜 눈치채지 못했을까?

결국 나만 퇴근하지 못한 채 병실을 돌며 수액마다 레귤레이터를 모두 연결하였다. 그리고 수액을 다 연결하고도 나 때문에 일이 밀렸을 선배 간호사의 눈치가 보여, 환자들 주사 라인 막힌 것도 봐줘 가며 이것저것 선배 일을 도와주었고, 그렇게 나의 첫 나이트 근무는 오버타임으로 마무리하게 되었다.

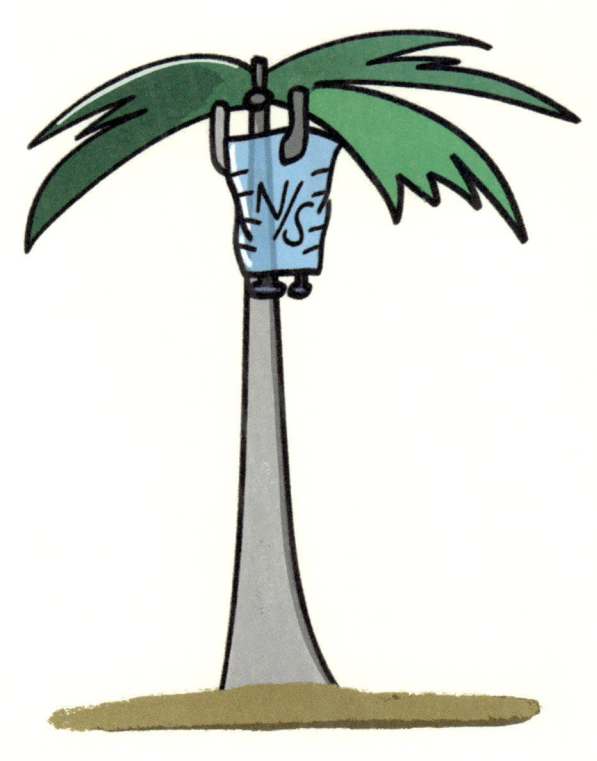

경험은 실수를 거듭해야만 서서히 쌓이게 된다.

by. 제임스 프라우드

24. 노가리 뇌정지

병동에 출근하면 모든 병동 물품과 Prep 약물 카운터는 보통, 각 Duty의 막내 간호사들이 한다. 나는 신규 간호사이기 때문에 병동 물품들과 약물들이 어디에 배치되어 있는지 알아가며 익숙해져야 했기에, 오늘도 출근하자마자 '막내 job'인 물품 카운트를 했다.

병동 물품 카운트와 Prep 약물 카운트를 마친 후, 나는 프셉을 따라다니며 평소처럼 업무 트레이닝을 받고 있었다.

프셉과 병실 Rounding을 돌고 있었는데, 입원 환자분 중 한 분이 숨쉬기 어려워하시면서 가슴이 갑갑하다고 하셨다. 프셉은 환자에게 V/S 체크를 하시고는 한 후, 산소를 준비하면서 나에게 얼른 가서 PRN.[1]. NTG[2] 좀 가지고 와 달라고 했다.

나도 급하게 뛰어가서 NTG를 챙겼고, 프셉에게 전달했다.

하지만 프셉은 내가 들고 온 NTG를 보고 화를 냈고, 간호사 스테이션으로 직접 달려가더니 갈색 병에 있던 작은 알약을 들고 와서는 환자 혀 밑에 넣어 주었다.

순간 나는 '이게 무슨 상황이지?' 하며 벙쪄 있었고, 우선 응급 상황은 잘 마무리되었다.

잠시 후 프셉이 약물 수량과 물품 체크리스트를 가져와 보더니 나에게 물어보았다.

---

1 PRN (pro Re Nata): 필요시
2 NTG (Nitroglycerin): 협심증 약

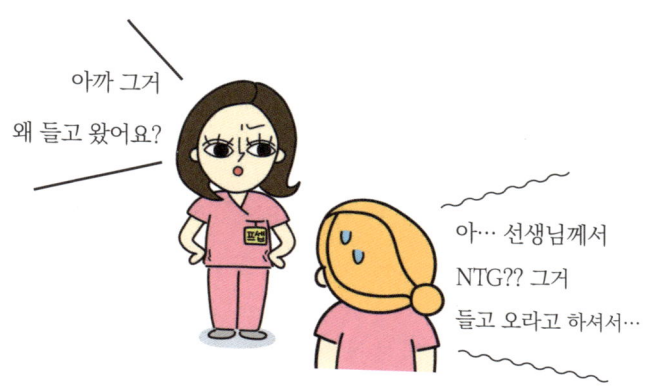

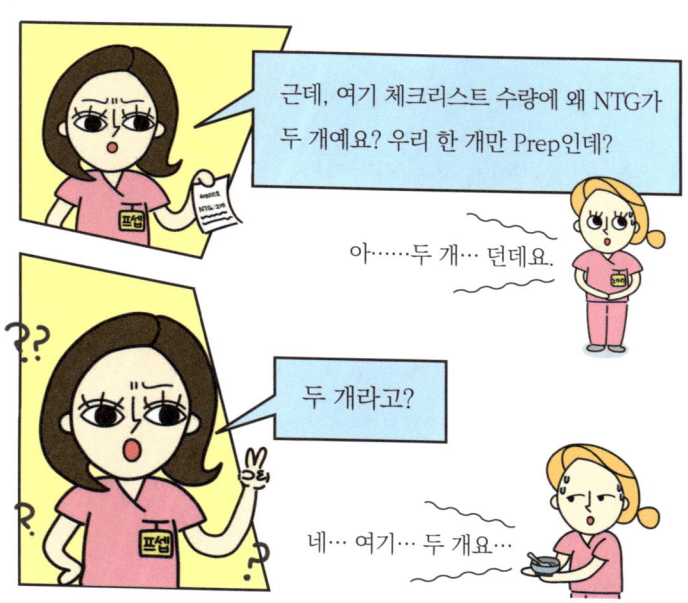

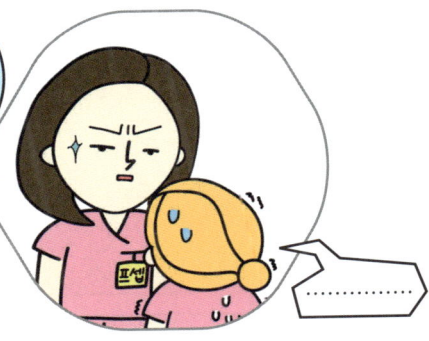
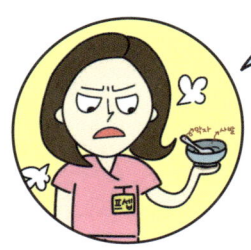
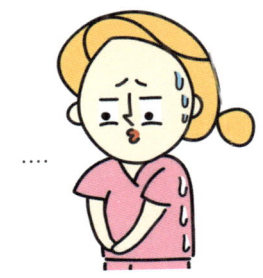

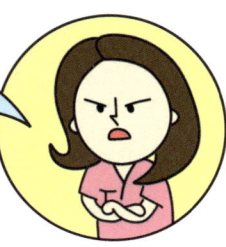

지금 이게 NTG라고 생각해서 일주일 동안 수량 두 개로 카운트한 거예요? 선생님 동기들도 매 Duty마다 NTG 수량 그대로 복붙했네.

와… 신규 간호사는 여러 번 확인해도 실수할까 말까인데, 다 같이 복붙?

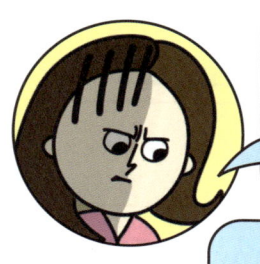

아니다! 또 모르지. 선생님처럼 막자사발을 NTG로 알고 있을지. 다들 출근하면 물어봐야겠네. 와. 어이가 없네.

선생님 아까 같은 상황에서 1분 1초가 중요한데, 병실에서 스테이션 두 번 왔다 갔다 하는 사이에 환자한테 아무 일도 안 생겨서 다행이지.

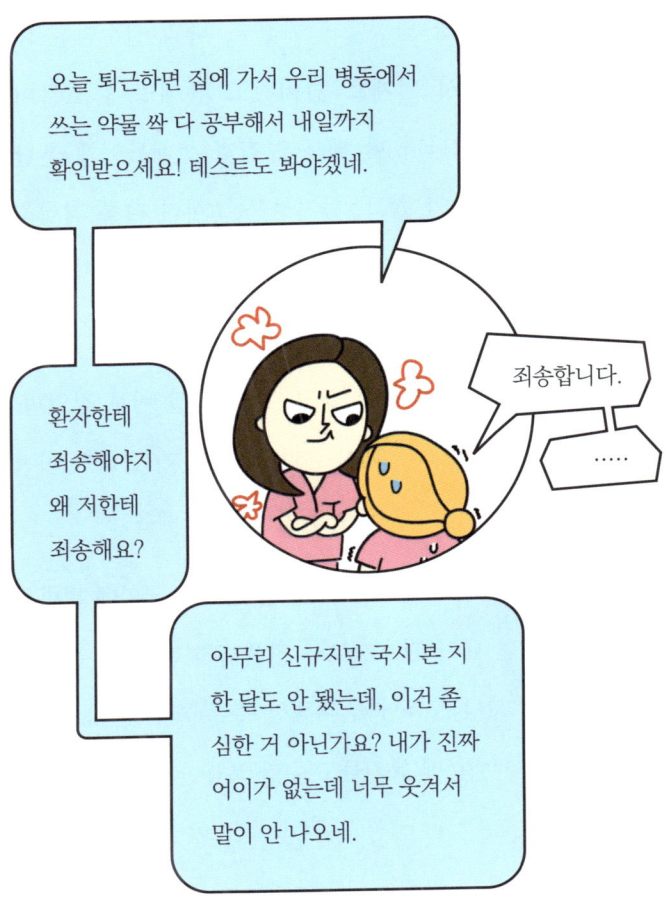

그렇게 나는 오늘 엄청나게 깨졌고, 나의 실수담은 매 근무마다 인계에서 인계로 넘어갔고 동네방네 소문이 다 퍼졌다. 복붙하다가 나 때문에 걸려 선배들에게 혼난 동기들에게서 연락이 왔고, 동기들은 오히려 나를 걱정해 주었지만, 난 너무 부끄럽고 민망해서 하나도 위로가 되지 않았다. 정말 잠수 각! 응사 각! 이었다.

내일 출근하기 진짜 너무 싫고, 내가 정말 바보 같았다. 집에 와서 책을 펴보니 NTG!! 내가 정말 딴 건 몰라도 이건 아는 거였는데… 그것도 일주일 동안 난 왜 그랬을까?

내일 출근하기 두렵다. 그리고 오늘 환자의 생명에 위협을 줄 수도 있었던 내가 간호사로서 평생 일하는 게 맞는지도 잘 모르겠다. 그냥 모두에게 피해만 주는 게 아닌가 싶다. 그리고 괜히 나 때문에 동기들도 수량 복붙한거 걸려서 혼도 나고…

하… 그냥 이 순간이, 이 시기가 얼른 지나가던가! 그냥 내일 바로 응사하고 싶다.

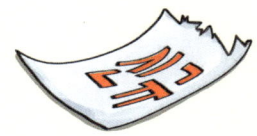

This too shall pass.
이 또한 지나가리라.

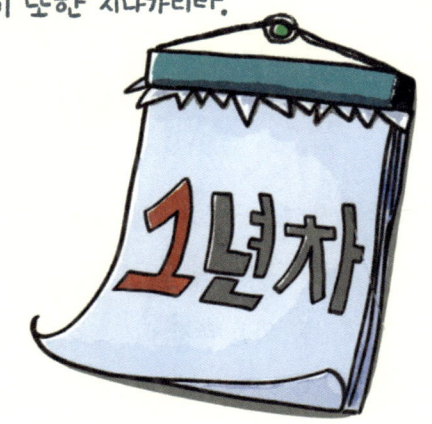

나에 대한 자신감을 잃으면,
온 세상이 나의 적이 된다.
by. 랄프 왈도 에머슨

25. 오히려 좋아

 보통, 병동 신규 간호사의 주요 업무는 Acting이다. Acting 업무 중 많은 비율을 차지하는 것은 환자에게 항생제나 증상 호전을 위한 주사제 투약이다. 그렇기 때문에 보통은 30분에서 1시간 일찍 출근해서 입원 중인 환자들을 파악하고, 필요한 주사 약물들에 Labeling을 하여 미리 챙겨 둔다.

 우리 병동은 데이 근무 출근 후 입원 중인 환자들을 파악해서 인계를 마치면, 바로 병실 Rounding을 하면서 환자들에게 Injection을 줘야 하는 시간대이다. 다른 과의 병동들도 그렇겠지만 환자들의 입/퇴원, 수술 전/후 간호, 투약, 검사 전/후 처치 등 워낙 바쁘기 때문에 우리 병동 같은 경우에는 미리 준비할 수 있는 약물들은 미리 준비해 두는 편이다.

오늘도 입원 중인 환자들에게 투약해야 할 다양한 항생제들과 주사 약제들이 넘쳐난다. 할 일이 산더미였지만, 오늘 출근길의 아침 공기는 기분 좋게 상쾌했고, 쓰리 오프를 쉬고 와서이기 때문일까? 파이팅도 넘쳐났다. 나는 이 넘치는 기운을 가득 담아 주사기(Syringe)를 까기 시작했다. Syringe를 까면서 오늘 해야 할 업무들을 머릿속으로 정리했다. 그리고 오프 전날 실수해서 엄청나게 혼났던 일을, 다시는 반복하지 않기 위해 계속 재다짐(reminder) 했다. 이렇게 나의 실수를 되돌아보고 반성하는 내 모습을 보니, 어깨가 으쓱대고 스스로 대견해 보이기까지 했다.

그렇게 열심히 Syringe를 까며, 한 번 한 실수는 절대 반복하지 말자며 다짐 하고 있었는데, 처치실을 지나가던 선배 간호사가 정색하면서 나에게 말을 걸어왔다.

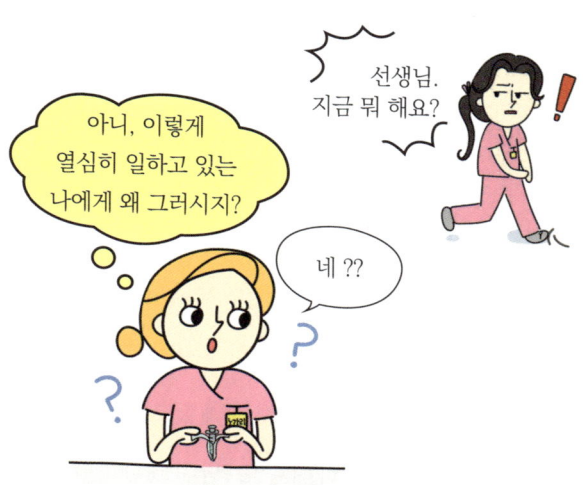
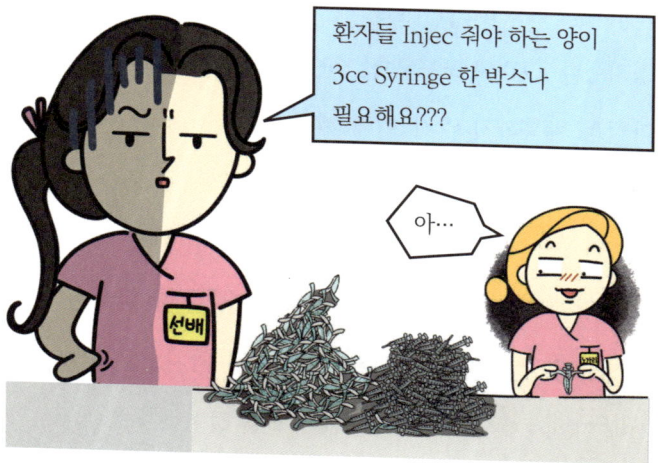

알고 보니 내가 뭐에 홀려도 단단히 홀렸는지, 15개면 되는데 3cc Syringe 한 박스를 다 깐 것이었다.

출근하자마자 너무나 열심히 일해버린 나…

역시 멀티는 안 되나 보다. 앞으론 Syringe 포장 까면서 이전에 했던 실수 remind 금지! ㅋㅋㅋㅋㅋㅋㅋㅋㅋ

실수가 실수를 낳았네.ㅠㅠ

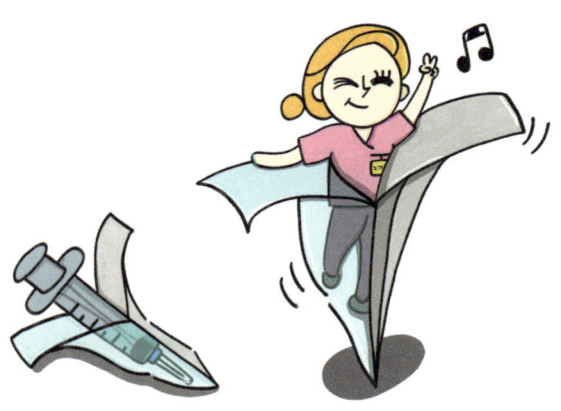

Syringe는 나한테 까이고, 나는 선배한테 까였지만!

귀여운 실수라서 오히려 좋아!!!

역시 난 긍정의 에너지!!
내일도 파이팅!!

실수를 했을 때 그 일을 오랫동안 되돌아보지 마라.
그런 다음 앞을 바라보라. 실수는 지혜의 과목이다.
과거는 변할 수 없지만 미래는 아직도 그대의 손안에 들어 있다.

by. 휴 화이트

26. 긴장의 열쇠

매일이 긴장의 연속이다. 외과 병동은 환자 입, 퇴원 주기가 빠르기 때문에, 오프 후 출근해 보면 병동 환자 삼분의 일 이상이 신환으로 바뀌어 있는 경우가 많다. 평소엔 30분 일찍 출근하지만, 오프 후 출근 할 때에는 한 시간 일찍 출근해서 물품 카운트도 하고 입, 퇴원 환자들을 미리 파악하는 게 신규 간호사인 나만의 루틴이다.

이번엔 쓰리 오프를 받게 되어 쉬는 기간이 좀 더 길었기 때문에 평소 나만의 루틴 출근 시간보다 더 일찍 출근해서 환자들을 파악했고, 인계가 끝난 후 환자들에게 정규 Injection을 돌리기 위해 처치실로 갔다.

그런데 약물 카트의 비밀번호가 갑자기 생각나지 않았다. 쉬고 와서 그런가? 순간 당황스러웠다. 계속 비밀번호를 맞추어 보았지만⋯ 내가 알고 있던 비밀번호 '1111'이 아니었다.

혼자서 끙끙대며 5분 넘게 비밀번호를 맞춰보고 있었고, 등에서는 진땀이 흘렀고 속에서는 애가 탔다. 왜냐하면 나는 손이 느렸기 때문에 빨리 약물 Mix 해야지만, 환자들에게 정규 시간에 맞춰 항생제와 그 외 주사제를 다 주고 다음 업무를 할 수 있기 때문이다.

그러던 중 처치실을 지나가던 선배 간호사는 약물 카트 앞에서 허리를 숙이고 혼자 끙끙대고 있는 나를 발견하자 말을 걸어왔다.

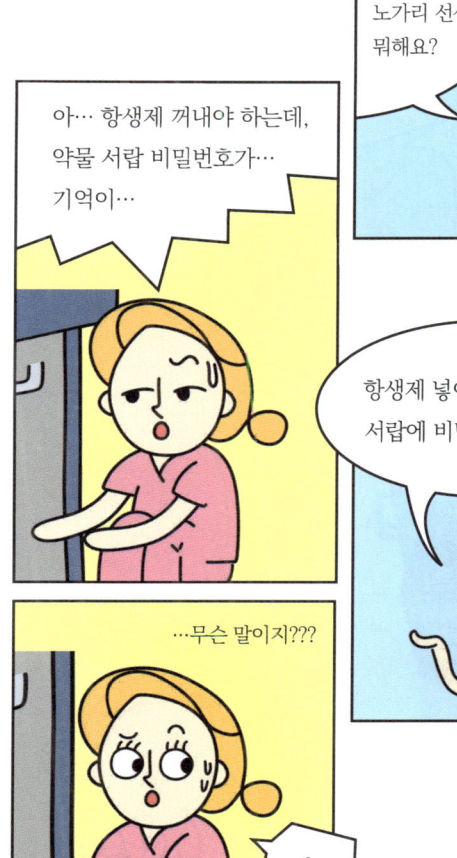

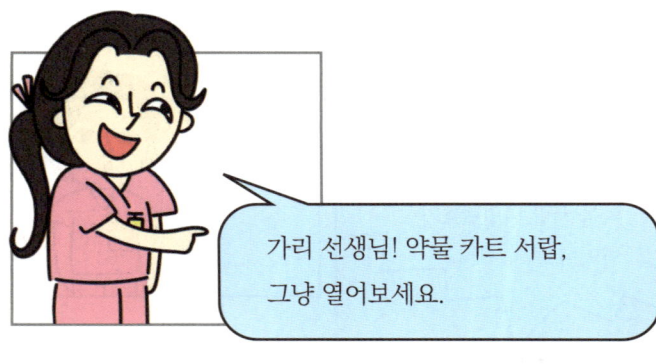

3일이나 쉬었기 때문에 실수 안 하려고 했던 나의 강한 집념이 실수를 불러일으킨 것이었다.

 나는 활짝 열린 약물 카트 서랍을 보며, 정신을 차리게 되었고 어떻게 된 상황인지 정리가 되었다.

 약물 카트의 바퀴 고정 부분이 다 망가져서 그냥 세워 두면 굴러가기 때문에, 자전거 자물쇠로 다른 선반 기둥에 채워 바퀴를 고정해 둔 것이었다. 분명 알고 있었는데, 쉬고 와서 더 긴장한 탓에 자전거 자물쇠 비밀번호가 약물 서랍의 비밀번호라고 착각하고 있었던 것이었다. 얼마나 부끄럽던지……. ㅋㅋㅋㅋㅋㅋㅋ

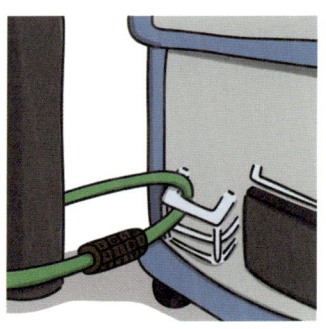

거기다 '1111'은 노트북 비밀번호였다.

선배 간호사는 내가 긴장해서 정신이 잠시 나갔던 걸 알았기에 혼자 웃으면서 가던 길을 갔고, 나의 에피소드는 데이-이브닝-나이트 그리고 다시 데이 인계 때 우스개 에피소드로 널리 널리 인계되었다. ㅋㅋㅋㅋㅋ

'아니 이걸 왜 인계하나고요… 증말!!!!!'

하… 진짜 부끄러워서 도망치고 싶은 하루였다.

나, 진심! 학교 다닐 땐 똑순이였는데!!

출근만 하면 그 똑순이는 어디로 가는 걸까? ㅠㅠ

신규 때는,

부끄러운 실수, 최소 하나씩은 가지고 있는 게 국룰!

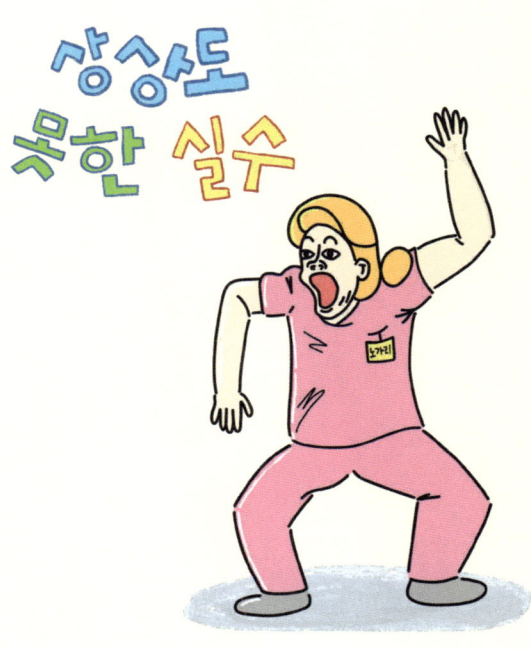

상상도 못한 실수

실수는 종종 그를 따르는 사람들을 즐겁게 한다.

by. 수피

27. 6 Right

 오늘은 쓰리 나이트 중 마지막 나이트 근무였다. 일요일에서 월요일로 넘어가는 나이트 근무라 그런지, 루틴 업무에다가 환자들 정규 임상검사 확인(lab f/u)까지 해야 해서 할 일이 산더미였다. 나는 머리 뒷골 당김과 멍한 상태였지만, 언제나 그랬듯 몸만은 바삐 움직여야 하는 상황이었다.

 정신없이 바쁘게 업무를 마무리하다 보니 퇴근 시간이 가까웠고, 어느새 데이 근무자들이 출근하여 인수인계를 하는 시간이 되었다. 오늘은 월요일이지만 공휴일이라 의사인 과장님이 아닌, 레지던트가 오후에 혼자 회진하는 날이었다. 그렇기 때문에 과장님은 A환자가 가슴 사진을 찍게 되면 본인에게 문자로 사진을 보내달라는 인계 사항이 있었다.

마지막 날 나이트라, 머리도 멍~하고 진짜 피곤했지만 조금 늦게 퇴근하더라도 데이 근무 선생님들은 돕고 싶은 마음에, A환자의 가슴 사진을 찍어, 과장님에게 문자로 보내고 퇴근하였다. 독립 후 한 달밖에 안 된 신규 간호사이지만 벌써 1인분, 아니 그 이상은 하는 것 같아 내심 뿌듯한 마음으로 퇴근했다. 퇴근 후 30분쯤 되었을까? 병원에서 전화가 걸려 왔다.

'…뭐지? 이 불길한 예감은…??' (병원 전화는 그냥 불길해!)

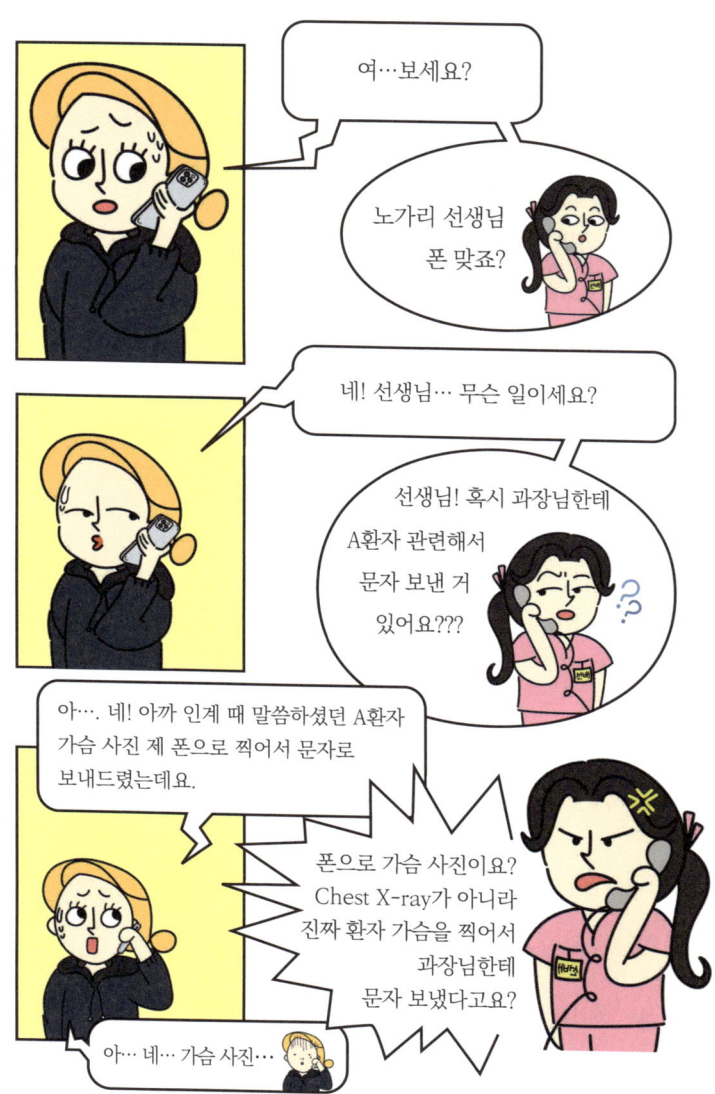

퇴근길에 선배 간호사에게 전화로 혼나기 시작했다…

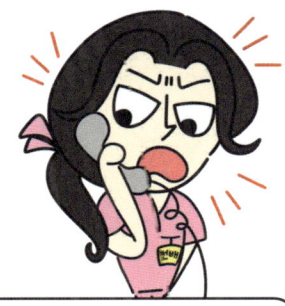

과장님이 그 문자 받고 병동에 전화해서 엄청나게 화내셨어요.

노가리 선생님! 내가 100번을 양보해서 이해하려 해도 이건 이해가 안 되네요.

A환자가 타과 질환인 호흡기 문제가 있어서 잘 모를 수 있다지만, 이건 좀 아니지 않나요?

여기가 외과병동도 아니고, 그 환자가 유방암 환자도 아닌데, 상식적으로 가슴 사진이 그 가슴 사진이라고 생각했어요?

다행히 남자 환자였으니 망정이지‥

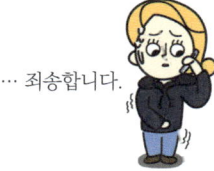

… 죄송합니다.

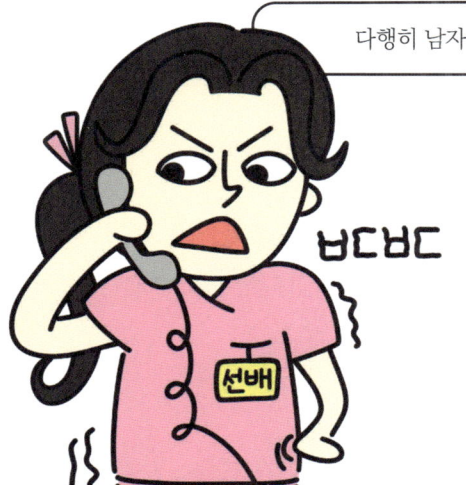

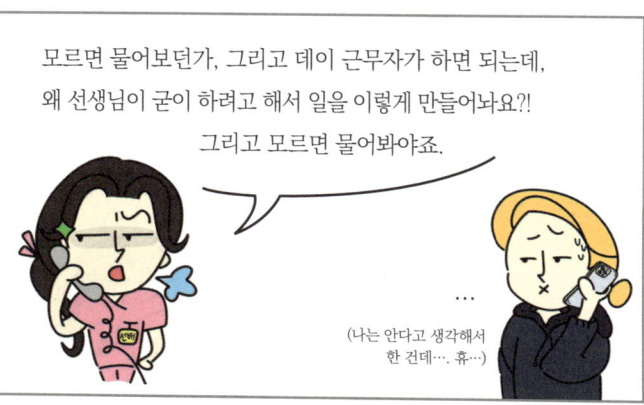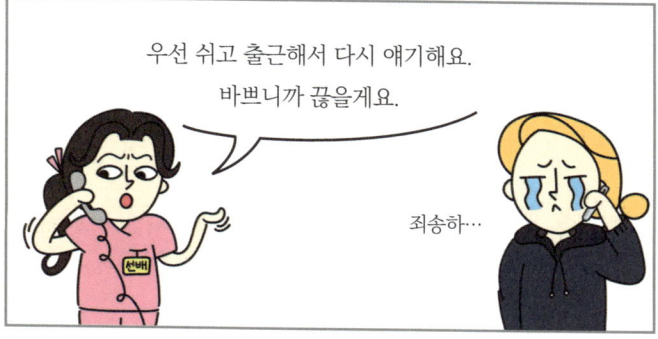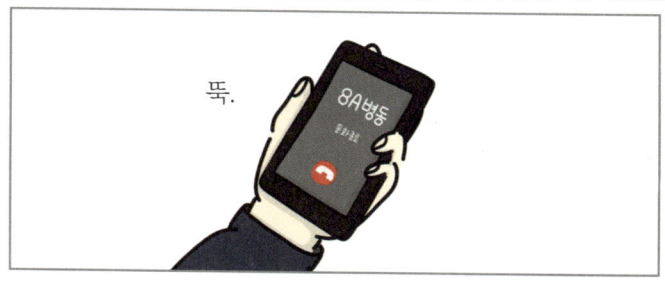

선배 간호사와 통화 종료 후에 마음이 정말 불편했다. 내가 잘못한 건 사실이지만, 출근해서 또 다시 이야기하자니… 나이트 후 오프라 쉬는 게 쉬는 것도 아닌데…

휴… 내가 왜 그랬을까? 왜 가슴 사진을 진짜 가슴 사진이라 생각했을까?' 그냥 이대로 응사하고 싶다. 부끄러워서 출근은 어떻게 하며, 출근해서 한 번 더 영혼까지 털릴 생각하니 일 할 의욕도 사라지고…

정말! 진심! 출근하기 너~무 싫다.

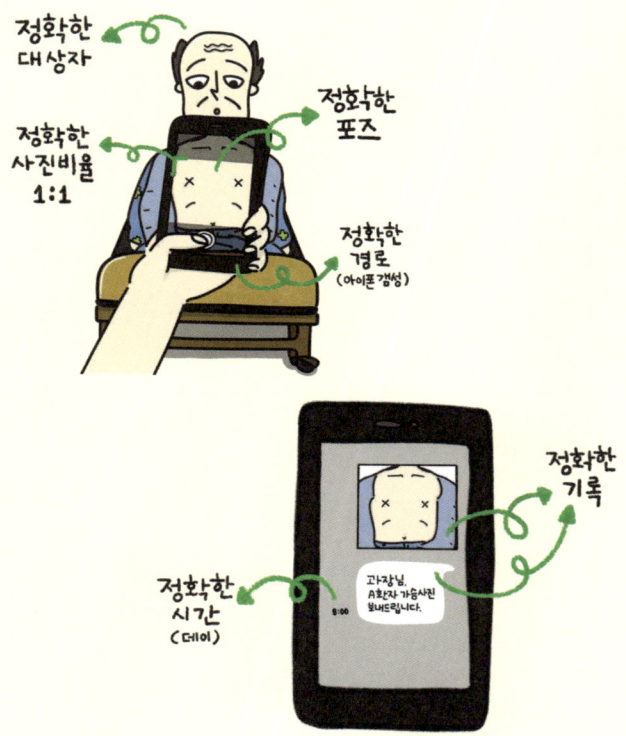

내가 제일 처음 배운 것 중 하나가 망치는 것과 배우는 것 사이의 연관성이다. 더 많은 실수를 할수록 더 빨리 익힐 수 있다.

by. 마이클 델

28. 노가리 진심의 말

　신규 간호사 트레이닝을 받을 때도 그랬지만, 트레이닝 후 독립해서도 여전히 숨 쉬듯 실수한다. 내가 한 실수 때문에 혼나는 것도 서러운데 말 못 할 상황에서 억울하게 혼이 날 때면 얼마나 서러운지, 술로도 달랠 수 없을 정도이다. 그럼에도 불구하고 난, '할많하않' 할 말은 많지만 하지 않는다. 왜냐하면 나는 간호사, 아니 '신규' 간호사이기 때문에…

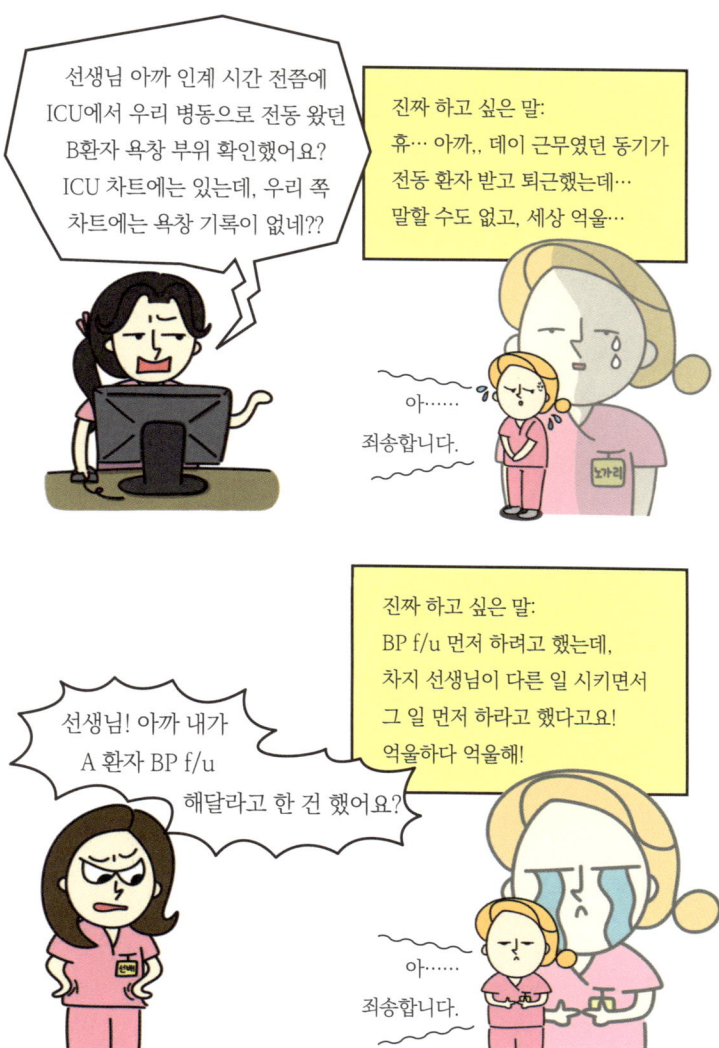

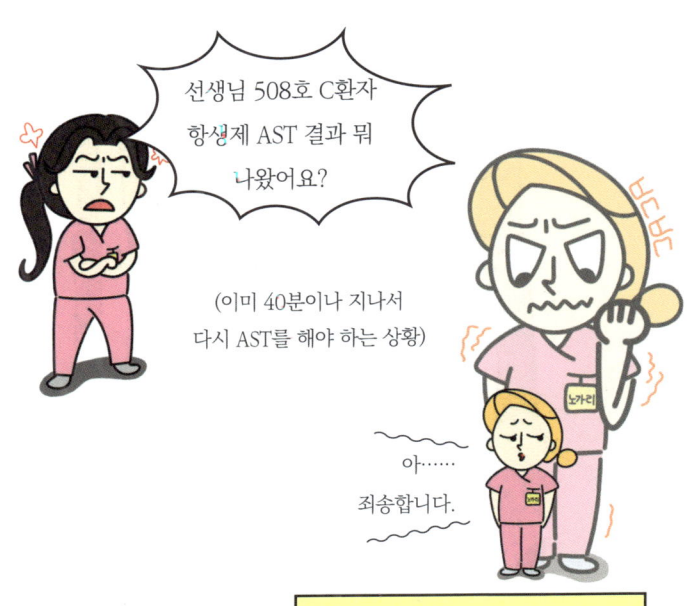

임금님 귀는 당나귀 귀라고 외쳤듯!

나도 외치고 싶다.

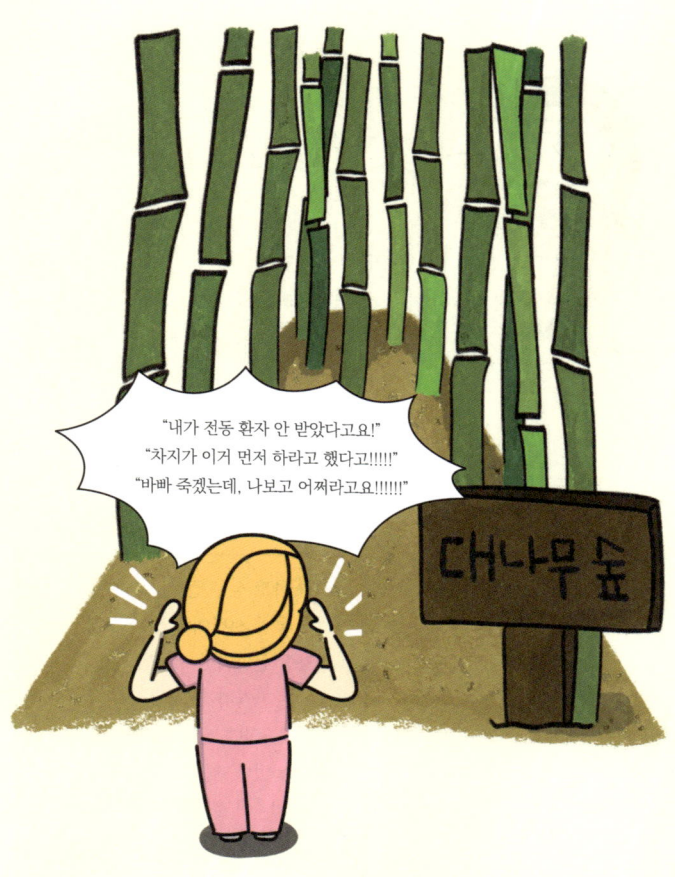

입을 열어 모든 것을 다 드러내기보다는
차라리 입을 다물고 바보처럼 보이는 편이 낫다.

by. 마크 트웨인

29. 노가리도 이제 경력 간호사

지긋지긋한 콜 벨!!

어젯밤 꿈에서, 병동에 입원한 모든 환자들이 동시다발적으로 콜 벨을 누르는 꿈을 꿨다. 꿈에서 이리저리 뛰어다니며, 환자도 모르게 엉덩이로 눌러 음소거되었던 TV 소리를 나오게 해주거나, 안 열리는 반찬 뚜껑을 환자 대신 열어주며 꿈에서까지도 이 한 몸 불태워 열심히 일했다.

꿈에서 가장 최악이었던 장면은 신환 세 명이 10분 간격으로 입원했는데, 신환들의 지참약을 합쳐보니 쓰레기봉투 100L의 양이었다는 것이다. 울며 겨자 먹기로 약을 확인하려는 순간, 다행히 알람이 울려 꿈에서 깨어났지만 현생에서도 데이 출근이라 피곤한 몸을 이끌며 병원으로 향했다.

우리 병동 신규 간호사는 Acting 업무 위주로 하기 때문에 데이 근무로 출근하면, 투약 준비, 시술 준비, Fluid change와 IV Needling 등 몸이 열 개라도 부족할 정도로 엄청나게 바쁘다.

오늘 꿨던 꿈처럼, 현실에서도 신환들이 지참약 한 보따리씩 들고 우르르 입원하게 되는 날엔, 정규 투약과 같은 루틴 업무가 지연되기 때문에 정말 울고 싶어진다. 거기다 중간 중간 콜 벨이 울려 환자들의 컴플레인을 다 해결해 줘야 할 때면, 내가 환자 대신 침대에 격하게 누워 있고 싶은 지경이다.

인간은 적응하는 동물! 진화하는 동물이라고 했던가?! 이런 업무 환경에서 나도 살려고 발버둥 치다 보니, 오늘 업무 중에 환자 컴플레인을 아주 기가 막히게 해결하고 말았다. 아마 선배 간호사들도 나의 임기응변을 보았더라면 감탄을 금치 못했을 것이다. 환자들이 주로 콜 벨을 누르는 이유 중 많은 퍼센티지를 차지하는 것이 바로 주삿바늘이 막혀 수액이 안 들어간다는 것이다.

바쁜 와중에 주삿바늘이 막혔다는 콜 벨을 듣고 환자에게 가보면, 주삿바늘이 막힌 게 아니라 500ml 수액을 24시간 동안 맞아야 하기 때문에 그냥 천천히 들어가고 있는 경우가 대부분이다.

신규 트레이닝이 끝나고 독립한 지 5개월 차. 나름 트레이닝 포함 반년차가 훌쩍 넘은 나다. 평소와 같이 이리저리 울려 대는 콜 벨 스트레스 속에서, 최대한 비슷한 컴플레인이 반복적으로 일어나지 않도록 해결할 필요가 있다고 느끼던 중이었다.

며칠 전에 입원했던 아주머니 환자분은 한 Duty당 최소 열 번 이상 콜 벨을 누르는 분이었다. 뭐가 그리 불안하시고 걱정이 되셨는지 계속 수액만 보고 계시다가 수액이 조금이라도 늦게 떨어지면 주삿바늘이 막혔다며 콜 벨을 누르셨다.

이 아주머니 환자분은 간호사가 올 때까지 1분 간격으로 콜 벨을 누르기 때문에 바쁘지 않은 한, 그 환자분이 콜 벨을 눌렀다는 말을 들으면 일하다 말고 달려가서 IV line이 막혔는지 확인해야 했다.

하지만 막상 가보면, 열 번 중의 여덟, 아홉 번은 주삿바늘이 막힌 게 아니라 천천히 들어가고 있는 것이었다. 하지만 혹시라도 진짜 line이 막혔을 수도 있기 때문에 확인해야 했다.

그러다 어느 순간부터 나도 짜증이 나기 시작했다. 콜 벨 때문에 왔다 갔다 하느라 업무가 계속 밀리고 있었고, 막상 가보면 수액은 아주 잘 들어가고 있었다. 나는 같은 환자에게 수액이 천천히 들어가는 거라며 똑같은 설명을 수십 번 넘게 해야만 했다.

이젠 나도 살기 위해 무슨 방법이든지 대안이 필요했다. 조금은, 아니 아주 많이 짜증이 났지만 그래도 위트 있게 설명을 해드리고, 최대한 이해시켜 수액 때문에 콜 벨을 누르지 않도록 해결해야만 했다.

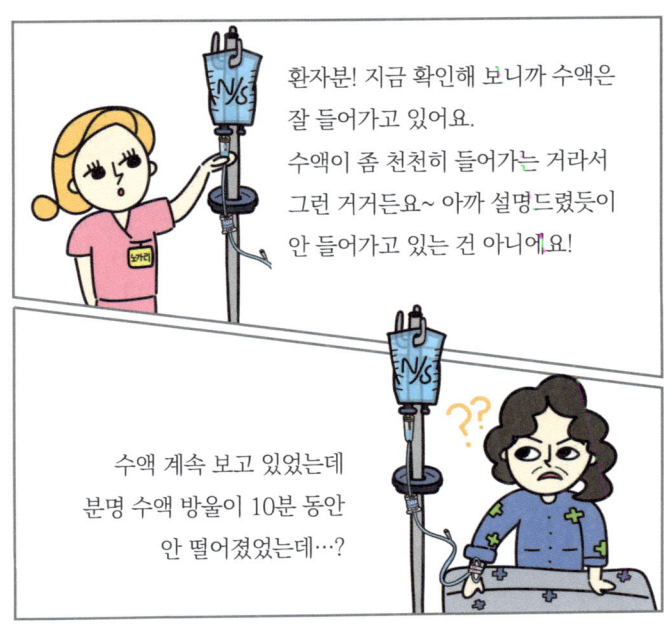

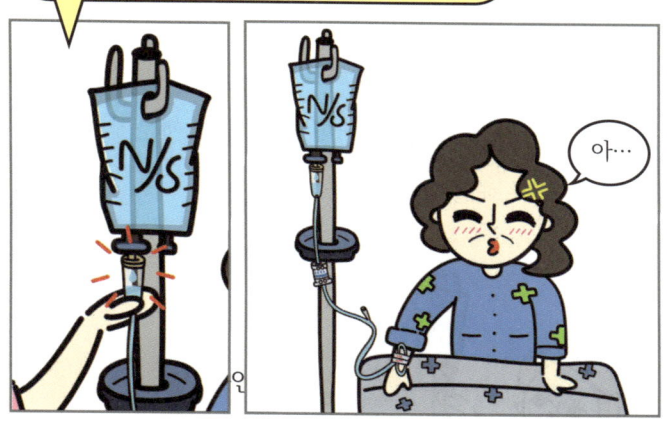

출근해서도 똑같은 설명을 했었지만, 아주머니 환자분은 처음 듣는 듯이 반응했다.

순간 나는 재미있게 이해시켜 드리고 싶어서 위트 있게 말씀드렸다.

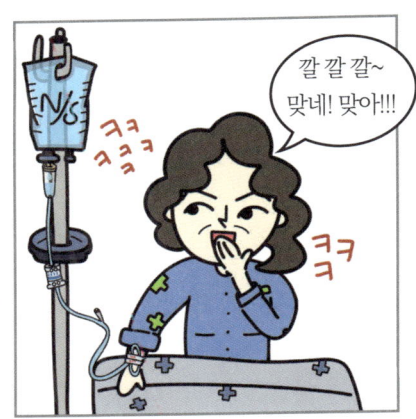

- 약 한 시간 뒤 -

아주머니 환자분은 또 수액이 안 나온다며 또 콜 벨을 눌렀고, 신규 간호사인 나는 안 그래도 업무가 느린 편인데, 콜 벨 때문에 점점 더 업무가 밀려가는 와중이라 짜증이 확 올라왔다. 하지만 호흡을 가다듬으며 아주머니 환자분이 있는 병실로 갔다. '세상이 무너져도 솟아날 구멍이 있다'라는 말처럼, 갑자기 획기적인 생각이 떠올랐다.

환자의 수액 라인을 확인해 보니 혈관에 이상도 없고, 수액도 잘 들어가고 있었다.

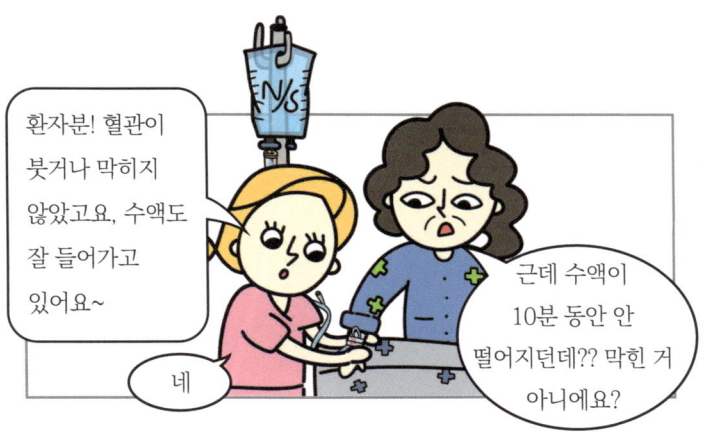

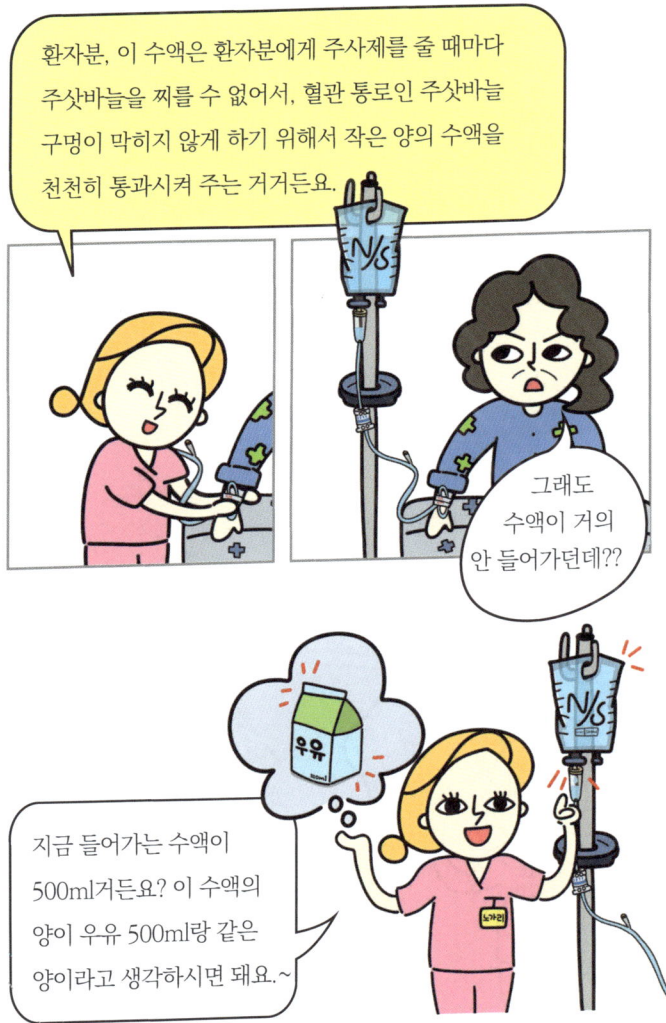

500ml짜리 수액을 환자분께 24시간 동안 줘야 하는데, 500ml를 24시간으로 나누면 한 시간 동안 약 20ml가 들어가야 해요!

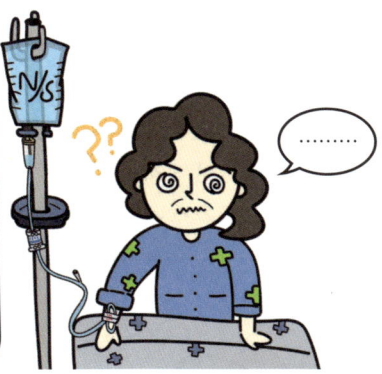

....

쉽게 말하면,
보통 소주잔 한 잔이 50ml인데,
소주잔 반 잔보다 조금 더 작은 양이
수액으로 한 시간 동안 들어간다는 거예요!

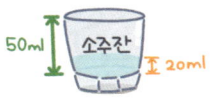

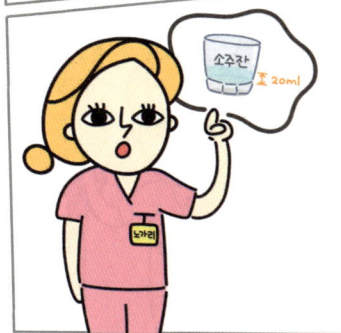

좀 더 쉽게 말씀드리면,
1시간 동안 소주잔 반 잔 정도
되는 양의 수액이 혈관으로
들어가고 있는 거거든요~
그래서 1분 동안 6~7방울이
떨어지다 보니 '막혔나?'라고
생각하실 수 있어요.

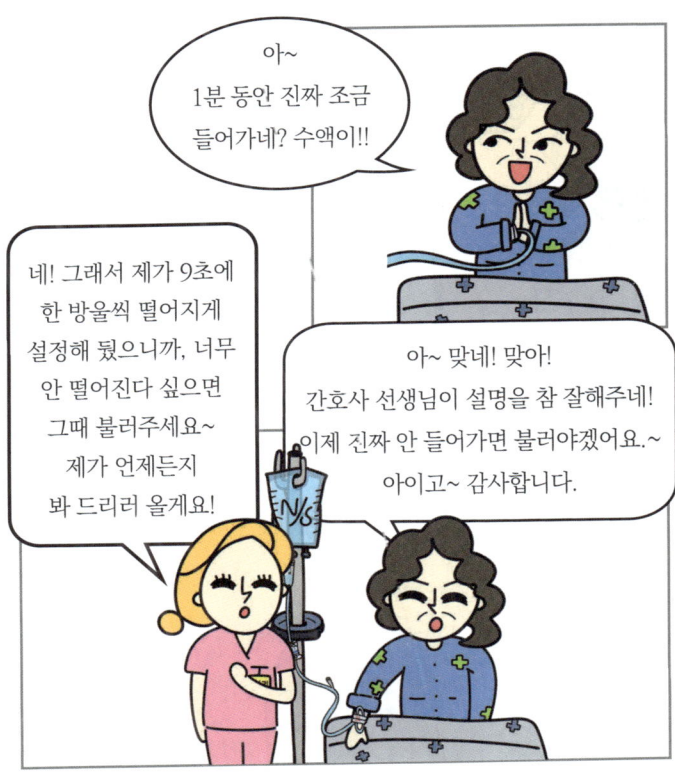

 이렇게 설명한 후 아주머니 환자분의 콜 벨 빈도는 현저히 낮아졌다. 항상 실수만 한다고 느꼈던 나 자신이, 조금씩 간호사다운 간호사로 성장하고 있다는 뿌듯한 마음에 괜스레 어깨가 들썩이는 하루였다.

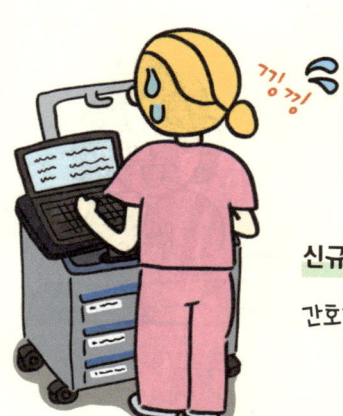

신규 2개월 차

간호정보조사지 25분 걸림.

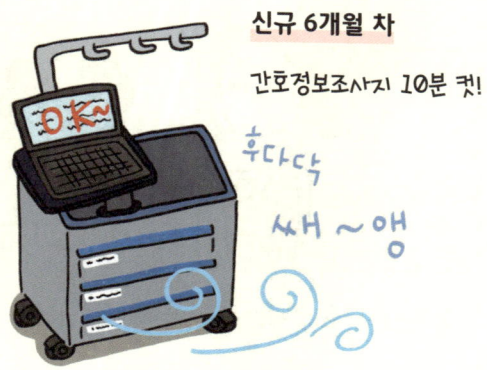

신규 6개월 차

간호정보조사지 10분 컷!

변화와 성장은 언제나 한계점에서 이루어진다.

by. 신용하

30. 병원 한 달 살기

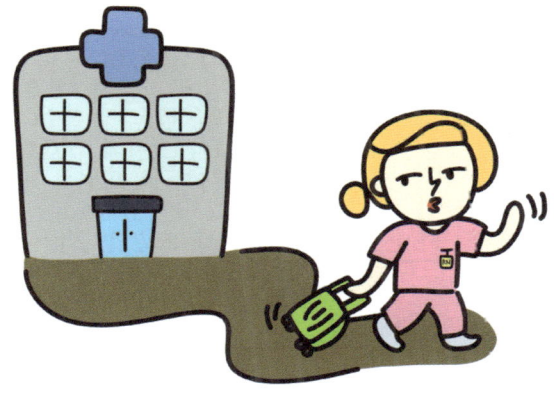

한 달 만에 응사했다.

열심히 준비해, 힘들게 입사한 대학병원이었는데 말이다.

사실, 신규 간호사로 이 병원에 입사한 후 3일도 지나지 않아, 이 병원은 아니라는 느낌이 딱 들었었다. 하지만 이 병원은 나의 대학 4년간, 아니 고등학생 때부터 간호사가 되고 싶어 했던 나의 꿈과 노력에 대한 결과였기에 퇴사를 쉽게 결정할 수는 없었다.

대중매체를 통해서 간호사 태움에 관한 이야기들을 많이 접해오기도 했었고, 나도 선배 간호사에게 태움을 당해봤기 때문에 퇴사 후 어느 병원에 가든지 다 똑같을 것이라는 생각을 가지고 있었다. 그리고 선배 간호사에게 가스라이팅을 당한 결과인지는 모르겠지만, 한편으로는 일을 배우는 속도도 느리고, 밥 먹듯이 자주 하는 실수 때문에 선배들도 태울 수밖에 없는 원인 제공을 내가 하고 있다는 생각이 들기도 하였다. 그렇다 보니, 퇴사하게 되면 더 이상 나의 오랜 꿈이었던 간호사는 안 하게 될까 봐 퇴사를 더 망설였던 것인지도 모른다.

한 달이라는 기간 동안 좀 더 버텨보려고 발버둥 치다 보니, 매일 밤 눈물로 베개를 적셨고 하루가 1년보다 더 길게 느껴졌다. '그냥 내가 바보 같고, 나만 이상한 거 같고… 내 주위 동기들은 잘 버티며 열심히 하고 있는 것 같은데…나는 왜 이렇게 멘탈이 약한 걸까?'라는 자책을 하며 잠이 들기도 했었다.

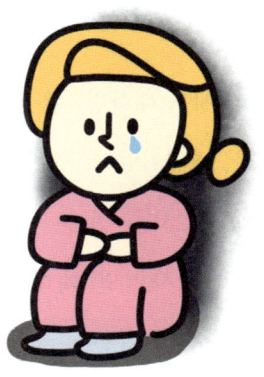

그렇게 한 달의 시간이 지나고 고민 끝에 결국 응사했다.

간호사는 나의 적성에 맞지 않는 것 같아, 다른 일을 찾아보려 했으나 막상 하고 싶은 것도 없었고, 먹고 살

정도로 특별히 잘하는 일도 없었다. 그리고 응사 후 몇 개월 쉬다 보니, 그 짧은 몇 개월 동안 기억이 미화되었는지 다른 대학병원에 기졸업자로 다시 지원하고 있는 나를 발견하게 되었다.

운이 좋았던 걸까? 퇴사와 공백 기간에 대한 면접 질문을 잘 준비한 덕분에, 다행히 합격하게 되었다.

다시 입사한 대학병원은 내가 응사했던 병원보다 훨씬 더 크고 좋은 병원이었다. 첫 응사의 아픔을 가슴 깊이 묻은 채, 신규 간호사로서 첫 입사인 것처럼 출근했다.
처음에 응사했던 대학병원에서는 혈액종양내과 암 병동이었는데, 이번에는 소아청소년과 병동으로 부서 배치가 되었다. 알다시피 소아청소년과 병동은 환아 보다 보호자들의 컴플레인이 정말 심한 곳이다. 그리고 성인과 아동의 주요 질환이나 검사 기준이 많이 다르기 때문에 배워야 할 것도 많았다. 그래서 나는 '또 응사 각인가?'라는 생각을 했었지만, 진짜 운이 좋게도 천사인 프셉을 만났다. 프셉은 트레이닝 동안 나에게 한 번도 화를 내지 않았고, 차근차근 알려주며 기다려 주는 스타일이었다.

응사했던 혈액종양내과 암 병동은 나의 성향에 맞지 않기도 했었지만, 선배 간호사들의 태움 때문에 힘들었던 경험과 비교되어서 그런지, 새로 입사한 이곳 병동 분위기는 나에게 천국처럼 느껴졌다. 간호사로서 이렇게 화기애애한 환경에서 일할 수 있다는 것에 솔직히 많이 놀랐었다. 그렇게 나는, 좋은 프셉을 만나 좋은 병동 분위기 속에서 잘 적응해 나갔고, 어느새 7년 차 간호사가 되었다.

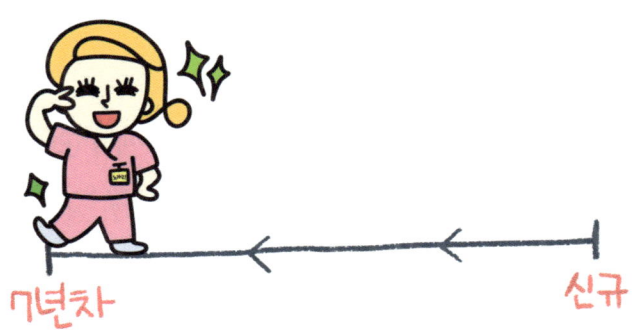

7년 차가 되어 지금 나의 신규 시절을 돌이켜보면, 자신의 성향에 맞는 파트가 있고, 병동 분위기도 중요했다는 생각이 든다. 그리고 프셉이 짜증과 혼을 내야만 신규 간호사가 업무를 빨리 익히는 것도 아니며, 프셉이 실수하는 신규 간호사를 격려해 주고 묵묵히 기다려 준다고 해서 신규 간호사가 업무를 느리게 배우는 것도 아니라는 사실을 알게 되었다.

그러니, 대학병원, 종합병원, 로컬 병원이든! ICU, ER, OR, Ward든! 본인의 성향에 맞는 곳이 있기 때문에 어떠한 이유로든지 퇴사한 자신을 비난할 필요가 없다는 걸 말해주고 싶다.

아무튼, 내가 첫 병원에서 한 달 만에 응사했지만, 두 번째 입사했던 이 병원에서 벌써 7년 차 간호사가 된 걸 보면, 퍼스널 컬러처럼 나의 성향에 맞는 퍼스널 파트가 있는 것 같다. 웜톤이 쿨톤으로 화장하면 어딘가 어색해 보이듯,

나에겐 혈액종양내과 암 병동보다는 소아청소년과 병동이 더 잘 맞는 성향인 것 같다.

응사든 퇴사든 자신의 미래에 대해 포기만 하지 않는다면 병원에서 3일 살기든, 한 달 살기든 이러한 것들이 실패의 이력 한 줄이 되는 것이 아니라, 나에게 맞는 퍼스널 부서를 찾기 위한 시작이 될 것이다.

오늘도 지구 어디선가, 자신의 퍼스널 부서를 찾아 여행하는 신규 간호사 노가리들에게 평화가 깃들길 간절히 기도한다.

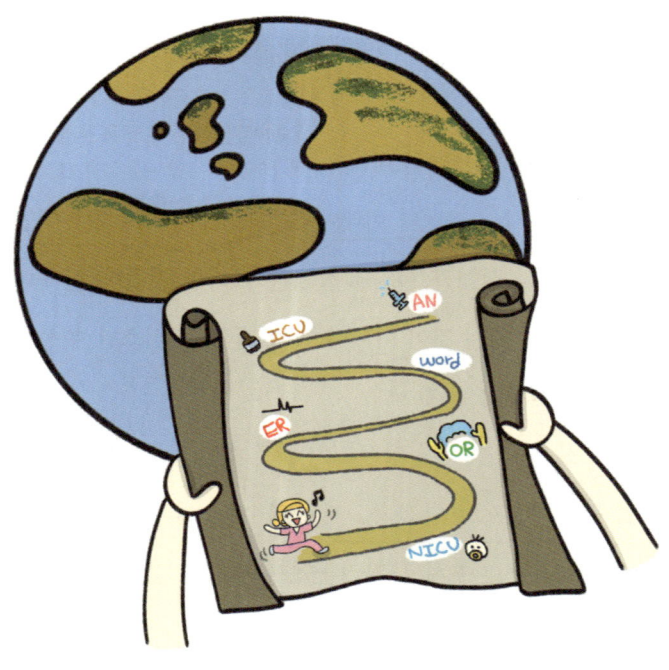

여행은 다른 문화, 다른 사람을 만나고
결국에는 자기 자신을 만나는 것이다.

by. 한비야

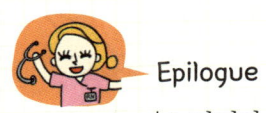
Epilogue

| 노가리가 신규에게 보내는 편지

어때? 신규 간호사들의 실수 경험담들이 너에게 위로가 되었니? 이 실수담들은 내가 경험했거나 직접 보고 들었던 실제 이야기들로 쓰였어. 글의 구성상 약간의 각색도 있었지만 이 실수 경험담들을 통해 너에게 전달하고 싶은 중요한 메시지는,

'처음은 누구에게나 있고,

누구나 처음에는 실수를 하며 성장해 나간다.'는 거야.

그러니 어떠한 상황에서도, 스스로 격려해 주며 자신감을 가졌으면 해.

그리고 4년간 힘들게 학업과 병원 실습을 병행해 가며, 국가고시도 합격한 너는, 이미 충분히 좋은 간호사! 멋진 간호사라는 것도 꼭 기억했으면 좋겠어.

지금도 임상에서 눈물을 머금으며 하루하루 존버 하고 있는 너!
또는 퇴사 후 새로운 길, 새로운 병원을 찾고 있는 너!
세상의 정답이 아닌, 자신에게 맞는 '해답'을 찾아가길 바라.

항상 언제 어디서나 내가 서 있는 이 자리에서 너의 앞날을 응원할게. 그리고 이 책이 너에게 위로와 용기가 되었다면, Mail을 통해 너의 안부를 나에게 전해 줄 수 있겠니? 내가 너의 아픔을 공감해 주고 더 응원해 줄 수 있게 말이야!

그리고 지금도 어디선가, 실수와 마주하며 힘들어하고 있는 신규 간호사 노가리에게 위로와 용기가 되어 주고 싶다면, 너의 신규 적 실수 에피소드를 나에게 보내주었으면 좋겠어.
세상의 모든 신규 간호사들이 실수 따위에 마음이 작아지지 않고, 실수를 발판 삼아 자신감 뿜뿜 내뿜는 그날까지 신규 간호사 노가리의 이야기는 계속되어야 할 테니까 :)

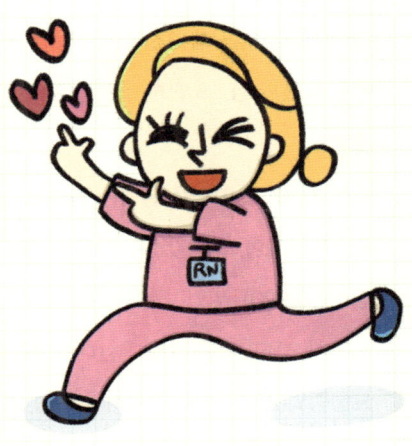

에세이 추천도서

- 간호사타임즈(2022). 간타의 간호사. 포널스.
- 권수민(2021). 간호사 바라던 바~다. 포널스.
- 김경숙(2019). 간호사라는 이름으로. 포널스.
- 김미연(2019). 국제간호사 길라잡이. 포널스.
- 김민지, 전은영, 최서연, 최영림(2019). 간호사 독서모임 해봤니. 포널스.
- 김보준(2019), 사막을 달리는 간호사. 포널스.
- 김소미(2022). 국제간호사 사우디, 조지아편. 포널스.
- 김진선(2020). 워킹간호사. 포널스.
- 노은지(2019). 신규간호사 안내서. 포널스.
- 모형중외(2019). 예비간호사 수다집. 포널스.
- 손인혜(2021). 간호부. 포널스
- 손정화(2020). 국제간호사 호주편. 포널스.
- 손지완(2022). 감정을 돌보는 간호사. 포널스.
- 송상아(2022). 낭만간호사. 포널스.

- 송원경(2021). 국제간호사 두바이편. 포널스.
- 신보혜(2023). 시작은 간호사입니다만,. 포널스.
- 여상은(2021). 수간호사 어때?. 포널스.
- 염진영(2021). 초음파사 탐구생활. 포널스.
- 유세웅(2020). 아이씨유간호사ㅓICU 간호사ㅏ. 포널스.
- 이승희(2023). 간호사 1인분만 할게요. 포널스.
- 이정열(2019). 극한직업. 포널스.
- 임진경(2021). 응급실간호사. 포널스.
- 장수향(2018). 뉴질랜드 간호사 되기. 포널스.
- 정해빛나(2021). 국제간호사 미국편. 포널스.
- 정현선(2019). 간호사가 사는 세상. 포널스.
- 조원경(2019). 꿈을 간호하는 간호사. 포널스.
- 하민영(2023). 간호사, 무드셀라처럼. 포널스.
- 한동수(2021). 간호사 가이던스. 포널스.
- 함채윤(2023). 실버간호사의 골든메모리. 포널스.

신규 간호사 노가리

첫째판 인쇄 | 2024년 03월 10일
발행 | 2024년 03월 15일

지 은 이 | RN. 노가리(하혜진)
발 행 인 | 모형중
편 집 인 | 모형중
일러스트 | RN. 노가리(하혜진)
북디자인 | 김미진

발 행 처 | 포널스출판사
등   록 | 제2017-000021호

본   사 | 서울시 강북구 노해로8길22 3층
창   고 | 서울시 강북구 삼양로104 1층
전   화 | 02-905-9671 Fax. 02-905-9670

ⓒ포널스 2024년, 신규 간호사 노가리
본서는 지은이와의 계약에 의해 포널스 출판사에서 발행합니다.
본서의 내용 및 삽화 일부 혹은 전부를 무단으로 전재 및 복제하는 것은 법으로 엄격히 금지되어 있습니다.

FORNURSE
www.fornursebook.com

📖 도서 반품과 파본 교환은 본사로 문의하시기 바랍니다.
📖 검인은 지은이와의 합의로 생략합니다.

ISBN : 979-11-6627-532-6   93510
정 가 : 20,000원